Infermiera

in

Chirurgia Ortopedica

La guida completa

SILVIA REALI

Indice dei contenuti

« La chirurgia ortopedica non si limita a riparare le ossa, ma restituisce la speranza, rimodella i destini e ripristina la danza naturale della vita. »

INTRODUZIONE

L'importanza dell'infermiere
in chirurgia ortopedica

La chirurgia ortopedica è una disciplina che si concentra sui disturbi del sistema muscolo-scheletrico. Copre un'ampia gamma di interventi, dalla piccola chirurgia della mano alle operazioni più importanti, come la sostituzione dell'articolazione. Il cuore di questa disciplina è l'infermiere di chirurgia ortopedica, il cui ruolo è essenziale per garantire il benessere del paziente in ogni fase del processo chirurgico.

1. Preparazione meticolosa

Prima di qualsiasi intervento chirurgico, l'infermiere svolge un ruolo centrale nella preparazione del paziente. Ciò comporta non solo aspetti clinici come il rilevamento dei segni vitali, il controllo dell'anamnesi o la preparazione della pelle, ma anche aspetti psicologici, rassicurando il paziente e rispondendo a qualsiasi domanda.

2. Un collegamento essenziale in sala operatoria

Durante l'intervento, l'infermiere di sala operatoria è il braccio destro del chirurgo. La sincronizzazione e la comunicazione tra il chirurgo e l'infermiere devono essere impeccabili per garantire un'operazione sicura ed efficace. L'infermiere assicura la sterilità del campo operatorio, fornisce al chirurgo gli strumenti necessari e monitora costantemente le condizioni del paziente.

3. Supporto post-operatorio

Una volta terminato l'intervento, il ruolo dell'infermiere non si ferma. Le prime ore dopo l'intervento sono fondamentali per monitorare eventuali complicazioni, gestire il dolore del paziente e avviare le prime fasi della riabilitazione. L'infermiere è spesso il primo punto di contatto per il paziente e la sua famiglia, fornendo risposte e un supporto continuo.

4. Educazione e riabilitazione

L'infermiere ha anche un ruolo educativo, insegnando al paziente come prendersi cura della ferita, come muoversi correttamente o come usare ausili per la deambulazione come le stampelle. Questa educazione è essenziale per evitare complicazioni e garantire un recupero ottimale.

5. L'aspetto umano

Oltre alle loro competenze tecniche e cliniche, gli infermieri forniscono un indispensabile tocco umano. Anche un intervento chirurgico minore può essere fonte di ansia per i pazienti. La compassione, l'attenzione e il sostegno emotivo dell'infermiere possono contribuire a migliorare l'esperienza complessiva del paziente.

L'infermiere di chirurgia ortopedica non è solo un altro attore nel percorso di cura del paziente. È una pietra miliare, che assicura che ogni fase, dalla preparazione alla riabilitazione, sia eseguita con cura, abilità e umanità. Riconoscendo e valorizzando questo ruolo, possiamo garantire che i pazienti ricevano la migliore assistenza possibile, sia dal punto di vista clinico che umano.

Storia della chirurgia ortopedica

La chirurgia ortopedica, come disciplina medica, ha una storia affascinante che abbraccia diversi secoli. Lo studio e il trattamento delle condizioni muscolo-scheletriche risale all'antichità, ma è negli ultimi secoli che sono stati compiuti progressi significativi.

1. Origini antiche

La storia dell'ortopedia risale all'antichità. Documenti risalenti alle civiltà egizia, greca e romana menzionano il trattamento di fratture e lussazioni. Ippocrate, spesso considerato il padre della medicina, scrisse dei testi che descrivevano le tecniche per raddrizzare le deformità della colonna vertebrale e trattare le fratture.

2. L'emergere del termine "ortopedia".

La parola "ortopedia" deriva dal greco "orthos" (diritto) e "paidion" (bambino), in quanto la disciplina si concentrava inizialmente sul trattamento delle deformità infantili. Il termine è stato reso popolare da Nicolas Andry de Bois-Regard nella sua opera del 1741 "L'Orthopédie", in cui si concentrava sulla prevenzione e la correzione delle deformità scheletriche nei bambini.

3. Il progresso nel XIX secolo

L'introduzione dell'anestesia generale e delle tecniche asettiche nel XIX secolo ha trasformato la chirurgia ortopedica. Queste innovazioni hanno permesso di eseguire operazioni più complesse con un minor rischio di infezione e dolore per il paziente. Anche le guerre del XIX secolo hanno contribuito all'evoluzione della disciplina, a causa della necessità di trattare un gran numero di lesioni traumatiche.

4. Il 20° secolo: l'era della specializzazione

Il 20° secolo ha visto l'emergere di sottodiscipline specialistiche all'interno dell'ortopedia, come la chirurgia della mano, la chirurgia spinale e la chirurgia protesica. Anche lo sviluppo di nuovi materiali, come l'acciaio inossidabile, per gli impianti ha avuto un ruolo cruciale. La protesi dell'anca, ad esempio, ha trasformato la gestione dell'osteoartrite dell'anca, offrendo una nuova mobilità a migliaia di pazienti.

5. La chirurgia ortopedica oggi

Grazie ai progressi tecnologici e alla ricerca continua, la chirurgia ortopedica è diventata più sofisticata e meno invasiva. Le tecniche di chirurgia artroscopica consentono di operare all'interno dell'articolazione con piccole incisioni, riducendo la durata del ricovero e accelerando il recupero.

Dalle sue antiche origini alla moderna tecnologia di oggi, la chirurgia ortopedica ha subito una notevole trasformazione. Si è evoluta per rispondere alle esigenze mutevoli della società e alle sfide poste dalle lesioni e dalle malattie del sistema muscolo-scheletrico. Oggi, continua a innovare, offrendo speranza e guarigione a milioni di persone in tutto il mondo.

Capitolo 1

CAPIRE L'ORTOPEDIA

Che cos'è un chirurgia ortopedica?

La chirurgia ortopedica è una branca specializzata della medicina dedicata alla prevenzione, alla diagnosi, al trattamento e alla riabilitazione delle condizioni che interessano il sistema muscolo-scheletrico. Questo sistema comprende le ossa, le articolazioni, i legamenti, i tendini, i muscoli e i nervi che consentono agli esseri umani di muoversi, lavorare ed essere attivi.

1. Aree di intervento
La chirurgia ortopedica copre un'ampia gamma di trattamenti:
- **Traumatologia:** riparazione di fratture ossee, lussazioni, distorsioni e altre lesioni traumatiche.
- **Artroscopia:** tecnica chirurgica che utilizza piccoli strumenti e una telecamera per visualizzare, diagnosticare e trattare i problemi all'interno di un'articolazione.
- **Sostituzione dell'articolazione (artroplastica) :** Procedure in cui un'articolazione danneggiata viene sostituita con una protesi.
- **Chirurgia vertebrale:** trattamento dei disturbi della colonna vertebrale, come l'ernia del disco, la stenosi spinale e le deformità della colonna vertebrale.
- **Chirurgia della mano e del polso:** affronta disturbi complessi della mano, delle dita e del polso.
- **Chirurgia del piede e della caviglia: si** concentra sui disturbi del piede, in particolare sulle deformità come l'alluce valgo.
- **Chirurgia pediatrica:** trattamento delle deformità e dei disturbi muscolo-scheletrici nei bambini.

2. Tecniche moderne
Grazie ai progressi tecnologici, molte procedure ortopediche sono oggi eseguite in modo meno invasivo. Per esempio, l'artroscopia consente ai chirurghi di

esaminare e trattare l'interno di un'articolazione attraverso piccole incisioni, anziché aprire completamente l'articolazione. Questo riduce il dolore post-operatorio e accelera i tempi di recupero.

3. Riabilitazione
Oltre all'intervento chirurgico in sé, la chirurgia ortopedica spesso comporta un'ampia riabilitazione. La fisioterapia è una parte fondamentale del processo di guarigione e aiuta i pazienti a recuperare la forza, la mobilità e l'indipendenza.

4. Multidisciplinarietà
L'assistenza ortopedica è spesso multidisciplinare. Ciò significa che il chirurgo ortopedico lavora in collaborazione con altri professionisti della salute, come fisioterapisti, radiologi, reumatologi e altri specialisti, per fornire un'assistenza completa al paziente.

La chirurgia ortopedica è una disciplina medica essenziale che tratta una moltitudine di condizioni del sistema muscolo-scheletrico. Svolge un ruolo fondamentale nell'aiutare le persone a recuperare la normale funzionalità, ad alleviare il dolore e a migliorare la qualità della vita. Grazie alle innovazioni tecnologiche e alle tecniche chirurgiche avanzate, i chirurghi ortopedici sono più attrezzati che mai per trattare queste condizioni in modo efficace.

Le principali patologie trattate

La chirurgia ortopedica copre un'ampia gamma di condizioni che interessano il sistema muscolo-scheletrico. Queste condizioni possono essere il risultato di traumi, malattie degenerative, malformazioni congenite, tumori e altre condizioni. Quello che segue è un elenco non esaustivo delle principali condizioni trattate dalla chirurgia ortopedica:

1. Disturbi articolari
   - **Osteoartrite:** usura della cartilagine articolare, particolarmente comune nelle ginocchia, nelle anche e nella colonna vertebrale.
   - **Artrite:** infiammazione delle articolazioni, come l'artrite reumatoide o la spondilite anchilosante.

2. Patologie ossee
   - **Fratture:** ossa rotte o fratturate a causa di un trauma.
   - **Osteoporosi:** riduzione della densità ossea, che aumenta il rischio di fratture.
   - **Tumori ossei:** crescite anomale, benigne o maligne, sull'osso o nelle ossa.

3. Disturbi ai tendini e ai legamenti
   - **Tendinite:** Infiammazione dei tendini, spesso causata da un uso eccessivo.
   - **Rotture di legamenti:** come la rottura del legamento crociato anteriore (ACL) nel ginocchio.
   - **Borsite:** Infiammazione delle borse sinoviali, piccole sacche piene di liquido che riducono l'attrito tra tendini e ossa.

4. Patologie della colonna vertebrale
   - **Ernia del disco:** sporgenza di un disco intervertebrale che può comprimere i nervi.
   - **Stenosi spinale:** restringimento del canale spinale, che può causare la compressione dei nervi.
   - **Scoliosi:** deviazione laterale anomala della colonna vertebrale.

5. Malattie degenerative
   - **Tenosinovite:** infiammazione della guaina che circonda un tendine.

- **Necrosi avascolare:** morte delle cellule ossee dovuta alla mancanza di apporto di sangue.

6. Disturbi della mano e del polso
   - **Sindrome del tunnel carpale:** compressione del nervo mediano nel polso.
   - **Dito scivolato :** Blocco di un dito in posizione flessa o estesa.

7. Patologie del piede e della caviglia
   - **Alluce valgo (bunion) :** Deviazione dell'alluce verso le altre dita del piede.
   - **Fascite plantare:** infiammazione della fascia di tessuto (fascia) alla base del piede.

8. Malattie pediatriche
   - **Piede torto:** malformazione congenita in cui il piede è girato verso l'interno e verso il basso.
   - **Displasia dell'anca:** malformazione dell'articolazione dell'anca nei neonati.

La chirurgia ortopedica copre uno spettro impressionante di patologie. Una gestione appropriata richiede competenze specialistiche per diagnosticare, trattare e riabilitare i pazienti che soffrono di queste condizioni. Grazie ai progressi della tecnologia medica e delle tecniche chirurgiche, molte condizioni un tempo invalidanti possono oggi essere trattate con successo.

Tecniche chirurgiche comuni

La chirurgia ortopedica è una disciplina che ha visto molti progressi tecnici nel corso degli anni. Queste tecniche mirano a ripristinare la funzionalità, a ridurre il dolore e a migliorare la qualità di vita dei pazienti. Ecco una panoramica delle tecniche chirurgiche più utilizzate in campo ortopedico:

1. Artroscopia
   - **Definizione:** procedura minimamente invasiva che utilizza una piccola telecamera (artroscopio) per visualizzare, diagnosticare e trattare le condizioni di un'articolazione.
   - **Applicazioni comuni:** Riparazione del legamento crociato anteriore, meniscectomia, sbrigliamento dell'articolazione e riparazione della cuffia dei rotatori.

2. Artroplastica (sostituzione dell'articolazione)
   - **Definizione:** sostituzione di un'articolazione danneggiata con una protesi.
   - **Applicazioni comuni:** Sostituzione totale dell'anca, sostituzione totale del ginocchio e sostituzione della spalla.

3. Osteotomia
   - **Definizione:** taglio o modifica chirurgica di un osso per correggere una deformità o migliorare l'allineamento.
   - **Applicazioni comuni:** Correzione dell'osteoartrite del ginocchio, grazie al corretto allineamento dell'arto, e correzione dell'alluce valgo (bunions).

4. Fusione (artrodesi)
   - **Definizione:** fusione di due o più ossa per stabilizzarle ed evitare movimenti dolorosi.
   - **Applicazioni comuni:** Fusione spinale per trattare il dolore alla schiena e artrodesi del polso per trattare l'osteoartrite del polso.

5. Fissaggio interno
- **Definizione:** utilizzo di dispositivi come placche, viti o aste per stabilizzare e fissare le ossa fratturate durante la guarigione.
- **Applicazioni comuni:** Fratture complesse dell'anca, del femore e delle ossa del braccio.

6. Intervento di decompressione
- **Definizione:** rimozione o riorganizzazione del tessuto per alleviare la pressione su una struttura, in genere un nervo.
- **Applicazioni comuni:** Sindrome del tunnel carpale e stenosi spinale.

7. Resezione
- **Definizione:** rimozione chirurgica di tutta o parte di una struttura.
- **Applicazioni comuni:** Tumori ossei e alcune forme di artrite del piede o della mano.

8. Innesto osseo
- **Definizione:** trapianto di tessuto osseo da un'area all'altra per promuovere la guarigione, riempire una cavità o fornire un supporto strutturale.
- **Applicazioni comuni:** Fusioni vertebrali, riparazione di fratture non unificate e sostituzione ossea dopo l'asportazione di un tumore.

9. Chirurgia minimamente invasiva
- **Definizione:** tecniche chirurgiche che utilizzano incisioni più piccole e causano meno danni ai tessuti circostanti.
- **Applicazioni comuni:** Sostituzione di un'articolazione, fissazione di una frattura e alcuni interventi alla colonna vertebrale.

La diversità delle tecniche chirurgiche in ortopedia riflette la complessità e la varietà delle condizioni muscoloscheletriche. Grazie ai progressi tecnologici, molte procedure sono oggi meno invasive, consentendo un recupero più rapido e riducendo il rischio di complicazioni. La formazione continua e la specializzazione sono essenziali per i chirurghi ortopedici per fornire la migliore assistenza possibile ai loro pazienti.

Innovazioni recenti nel campo

La chirurgia ortopedica è un campo in costante evoluzione. La combinazione di progressi tecnologici, ricerca medica e nuove metodologie ha portato a una trasformazione dei trattamenti, delle tecniche e dei dispositivi utilizzati. Diamo un'occhiata ad alcune delle recenti innovazioni nella chirurgia ortopedica:

1. Robotica chirurgica
   - **Principio:** utilizzo di robot per assistere il chirurgo, consentendo una maggiore precisione, una migliore visualizzazione e un minore trauma dei tessuti.
   - **Applicazioni:** sostituzione del ginocchio o dell'anca, chirurgia spinale.

2. Imaging avanzato
   - **Principio:** utilizzo di immagini migliorate, come la navigazione 3D, per ottenere visualizzazioni più dettagliate e precise.
   - **Applicazioni :** Localizzazione accurata della frattura, pianificazione chirurgica e valutazione post-operatoria.

3. Impianti personalizzati
   - **Principio:** creazione di impianti personalizzati a partire da scansioni 3D del paziente, per garantire una perfetta vestibilità e funzionalità.
   - **Applicazioni :** Protesi di ginocchio, anca e spalla.

4. Biomateriali e bioprinting
   - **Principio:** sviluppo di nuovi materiali, spesso stampati in 3D, che possono essere integrati nel corpo senza causare reazioni o che sono biologicamente attivi.
   - **Applicazioni:** innesti ossei, impianti articolari e riparazione dei tessuti molli.

5. Terapie rigenerative
   - **Principio:** utilizzo di cellule staminali, fattori di crescita o PRP (plasma ricco di piastrine) per promuovere la guarigione.
   - **Applicazioni:** rigenerazione della cartilagine, guarigione dei tendini e riparazione dei legamenti.

6. Indossabili e monitoraggio remoto
   - **Principio:** utilizzo di dispositivi portatili per monitorare le condizioni e i progressi dei pazienti. Questi dispositivi possono raccogliere dati in tempo reale su mobilità, attività e altri parametri.
   - **Applicazioni:** monitoraggio post-operatorio, riabilitazione e rilevamento precoce delle complicanze.

7. Chirurgia assistita dalla realtà aumentata
   - **Principio:** utilizzo della realtà aumentata per sovrapporre le immagini digitali al campo chirurgico reale, fornendo al chirurgo una prospettiva migliorata.
   - **Applicazioni:** chirurgia spinale, sostituzione delle articolazioni e procedure artroscopiche.

8. Miglioramento delle tecniche mininvasive
- **Principio:** riduzione delle dimensioni delle incisioni e del trauma dei tessuti, consentendo un recupero più rapido.
- **Applicazioni:** Quasi tutti gli interventi ortopedici, dalla chirurgia spinale all'artroplastica.

La fusione di tecnologia e medicina continua a spingere la chirurgia ortopedica verso nuovi orizzonti. Queste innovazioni non solo migliorano i risultati chirurgici, ma ampliano anche le opzioni di trattamento per i pazienti precedentemente considerati inoperabili. Come per ogni innovazione medica, l'adozione di queste nuove tecniche richiede una formazione rigorosa e una valutazione continua, per garantire la sicurezza e l'efficacia ottimali per i pazienti.

Capitolo 2

IL RUOLO DELL'INFERMIERE PRIMA, DURANTE E DOPO L'OPERAZIONE

Preparare il paziente

- Valutazione preoperatoria

La valutazione preoperatoria è una fase cruciale prima di qualsiasi intervento chirurgico. Assicura che il paziente sia nelle migliori condizioni possibili per sottoporsi all'intervento, identifica i rischi potenziali e pianifica l'assistenza post-operatoria. Ecco una panoramica dettagliata della valutazione preoperatoria nella chirurgia ortopedica:

1. Storia del caso
   - **Anamnesi medica:** è fondamentale conoscere le malattie preesistenti, gli interventi chirurgici precedenti, le allergie e i farmaci che il paziente sta assumendo.
   - **Anamnesi ortopedica:** comprendere la storia delle lesioni o delle condizioni ortopediche, i trattamenti precedenti e la loro efficacia.
   - **Sintomi attuali:** valutare il dolore, la mobilità, la forza, la sensazione, ecc.

2. Esame fisico
   - **Esame generale:** valutazione della salute cardiovascolare e respiratoria e delle funzioni vitali.
   - **Esame ortopedico specifico:** si concentra sull'area interessata, valutando la mobilità, la forza, la stabilità e la presenza di infiammazioni o deformità.

3. Esami paraclinici
   - **Radiografie:** essenziali per visualizzare le ossa e alcune strutture articolari.
   - **Risonanza magnetica, TAC:** se necessario, per una migliore visualizzazione dei tessuti molli, dei legamenti, dei tendini o della cartilagine.

- **Esami del sangue:** per valutare la salute generale, la funzionalità renale ed epatica, i livelli di coagulazione, l'infiammazione e altri indicatori.

4. Valutazione dei rischi anestetici
   - **Consultazione con l'anestesista:** importante per determinare il metodo di anestesia (generale, locoregionale) e discutere i rischi associati.
   - **Test pre-anestetici:** possono includere ECG, test polmonari, ecc.

5. Discussioni e consenso
   - **Informazioni sull'intervento:** il chirurgo deve spiegare in dettaglio l'intervento, i benefici attesi e i rischi associati.
   - **Consenso informato:** il paziente deve accettare l'operazione dopo aver ricevuto tutte le informazioni necessarie.

6. Pianificazione post-operatoria
   - **Riabilitazione:** discutere la necessità di fisioterapia o riabilitazione dopo l'intervento.
   - **Ausili funzionali:** pianificare l'eventuale uso di stampelle, sedie a rotelle, ortesi, ecc.

7. Preparazione mentale ed emotiva
   - **Aspettative:** È importante che il paziente capisca cosa aspettarsi dopo l'intervento, quanto tempo ci vorrà per il recupero e quale sarà il risultato atteso.
   - **Sostegno:** incoraggiare il paziente a discutere di eventuali preoccupazioni, paure o ansie e fornire un supporto psicologico, se necessario.

Un'accurata valutazione preoperatoria assicura che sia il paziente che l'équipe chirurgica siano completamente preparati per l'operazione. Questa fase è essenziale per minimizzare i rischi, ottimizzare i risultati chirurgici e garantire un recupero rapido ed efficace.

• Educazione del paziente

L'educazione del paziente è un elemento centrale nel percorso di cura della chirurgia ortopedica. Una buona comprensione della procedura, dell'assistenza post-operatoria, dei rischi e dei benefici, non solo rassicura il paziente, ma contribuisce anche a ottenere risultati migliori e una maggiore soddisfazione. Ecco una panoramica dettagliata sull'educazione del paziente nella chirurgia ortopedica:

1. Comprendere la patologia
   - **Anatomia e fisiologia:** spiegazione delle strutture ossee, articolari e muscolari coinvolte.
   - **Natura della patologia: che si tratti di** una frattura, di un'osteoartrite o di un legamento lacerato, è essenziale che il paziente comprenda la natura della sua condizione.

2. Informazioni sulla procedura
   - **Dettagli dell'operazione:** spiegare la tecnica chirurgica, come viene eseguita e quanto tempo ci vorrà.
   - **Benefici attesi:** miglioramento della mobilità, riduzione del dolore, ecc.
   - **Rischi associati:** qualsiasi procedura chirurgica comporta dei rischi, quindi è fondamentale informare il paziente di questi, anche se sono rari.

3. Preparazione preoperatoria
   - **Istruzioni:** digiuno, interruzione di alcuni farmaci, preparazione della pelle.
   - **Esami pre-operatori:** informare i pazienti sui vari esami da effettuare prima dell'intervento.

4. Assistenza post-operatoria
- **Riabilitazione:** entità e durata della fisioterapia.
- **Farmaci :** Analgesici, antinfiammatori, antibiotici, ecc.
- **Follow-up medico:** frequenza degli appuntamenti post-operatori.

5. Attività e restrizioni
- **Immediato :** Movimenti da evitare, trasporto di carichi, guida.
- **A medio-lungo termine:** ripresa delle attività sportive e professionali.

6. Segnali di avvertimento
- **Possibili complicazioni:** segni di infezione, flebite, complicazioni neurologiche.
- **Quando rivolgersi al medico:** informare i pazienti sull'importanza di rivolgersi rapidamente al medico in caso di sintomi anomali.

7. Coinvolgimento di familiari e amici
- **Assistenza quotidiana:** aiuto per spostarsi, per prendersi cura degli altri e per preparare i pasti.
- **Educazione dei badanti:** Anche loro devono comprendere la patologia, l'assistenza da fornire e i segnali di allarme.

8. Aspetti emotivi e psicologici
- **Gestione del dolore:** rassicurazioni sulla gestione del dolore post-operatorio.
- **Ansia e paura:** discutere le emozioni e le preoccupazioni del paziente e offrire supporto, se necessario.

L'educazione del paziente è fondamentale per garantire l'aderenza al trattamento, ridurre l'ansia e ottimizzare il recupero. Un paziente ben informato è un paziente che si assume la responsabilità della propria salute, il che contribuisce a migliorare i risultati clinici e la soddisfazione generale. L'educazione deve essere adattata alle esigenze, al livello di comprensione e alle preoccupazioni di ciascun paziente.

• Preparazione di attrezzature e strumenti

La chirurgia ortopedica richiede un'ampia gamma di strumenti e attrezzature specifiche. La preparazione adeguata di questi strumenti è essenziale per garantire non solo l'efficacia dell'intervento, ma anche la sicurezza del paziente. Ecco una panoramica sulla preparazione delle attrezzature e degli strumenti:

1. Selezione dell'attrezzatura
   - **Identificazione delle esigenze: a seconda dell'**operazione pianificata, viene stilato un elenco preciso degli strumenti e delle attrezzature necessarie.
   - **Strumenti specifici:** alcune procedure richiedono strumenti speciali, come guide per trapani, pinze speciali o perni.

2. Controllo dell'apparecchiatura
   - **Integrità:** garantire che tutti gli strumenti siano in buone condizioni, senza difetti o danni.
   - **Funzione:** controllare che gli strumenti meccanici o elettronici funzionino correttamente.
   - **Kit di emergenza:** avere a disposizione un kit di sostituzione per gli strumenti cruciali.

3. Sterilizzazione
   - **Pulizia:** tutti gli strumenti vengono prima puliti per rimuovere eventuali detriti o residui.
   - **Procedura di sterilizzazione:** utilizzo di autoclavi per la sterilizzazione ad alta temperatura.

- **Controllo:** per confermare la sterilizzazione si possono utilizzare indicatori biologici o chimici.

4. Preparazione dei materiali di consumo
   - **Impianti:** Protesi, viti, placche, perni, ecc. devono essere preparati e controllati.
   - **Suture:** selezione di tipi e dimensioni appropriate.
   - **Farmaci :** Preparazione di agenti anestetici, antibiotici, analgesici, ecc.

5. Organizzazione delle strutture chirurgiche
   - **Layout: gli** strumenti sono disposti in modo logico, spesso in ordine di utilizzo.
   - **Accessibilità:** gli strumenti più comunemente utilizzati sono posizionati a portata di mano del chirurgo.
   - **Illuminazione:** garantire una buona visibilità del campo operativo.

6. Preparare le apparecchiature elettroniche
   - **Apparecchiature di imaging: i** telescopi, le macchine a raggi X o le apparecchiature per l'artroscopia devono essere pronte e funzionanti.
   - **Apparecchiature di monitoraggio: i** monitor cardiaci, i monitor della pressione sanguigna, ecc. sono preparati per monitorare il paziente durante l'operazione.

7. Manutenzione e monitoraggio
   - **Programma di manutenzione: le** apparecchiature, soprattutto quelle elettroniche, richiedono una manutenzione regolare per garantirne le prestazioni.
   - **Formazione continua: i** team devono essere formati su nuovi strumenti o nuove tecniche di preparazione.

La preparazione meticolosa di attrezzature e strumenti nella chirurgia ortopedica è una garanzia di successo dell'intervento. Riduce al minimo il rischio di complicazioni, ottimizza l'efficienza del chirurgo e garantisce la sicurezza del paziente. Una buona comunicazione e una stretta collaborazione tra chirurghi, infermieri di sala operatoria e tecnici sono essenziali per questa preparazione.

Assistenza durante l'operazione

• Gestione degli strumenti

La gestione degli strumenti nella chirurgia ortopedica è un processo complesso che comprende la selezione, la manutenzione, la sterilizzazione e il monitoraggio degli strumenti utilizzati durante l'intervento. Una gestione efficace garantisce non solo il successo dell'operazione, ma anche la sicurezza del paziente. Ecco un approfondimento su questo processo di gestione:

1. Acquisizione e selezione
   • **Valutazione del fabbisogno: sulla base delle** procedure eseguite, viene stilato un elenco degli strumenti necessari.
   • **Acquistare utensili di qualità:** favorire i fornitori riconosciuti per garantire la qualità e la durata degli utensili.

2. Inventario e tracciabilità
   • **Inventario regolare:** controlli periodici per garantire che tutti gli strumenti siano presenti e in buone condizioni.
   • **Sistema di tracciabilità:** utilizzo di codici a barre, RFID o altre tecnologie per tracciare gli strumenti, in particolare per la sterilizzazione.

3. Pulizia e disinfezione
  - **Protocolli precisi:** ogni strumento ha requisiti di pulizia specifici. Il rispetto di questi protocolli garantisce longevità e sicurezza.
  - **Disinfettanti appropriati:** utilizzo di soluzioni specifiche per eliminare gli agenti patogeni.

4. Sterilizzazione
  - **Metodi di sterilizzazione:** sterilizzazione in autoclave, ossido di etilene, radiazioni, ecc.
  - **Controllo:** verifica della sterilizzazione mediante indicatori biologici o chimici.
  - **Conservazione:** conservi gli strumenti sterilizzati in condizioni adeguate per mantenere la loro sterilità.

5. Manutenzione e riparazione
  - **Ispezione regolare:** esaminare gli strumenti per individuare eventuali segni di usura o danni.
  - **Riparazione tempestiva:** inviare rapidamente gli strumenti danneggiati per la riparazione, per evitare ritardi durante gli interventi.
  - **Sostituzione:** in caso di usura avanzata o di danni irreparabili, gli strumenti devono essere sostituiti.

6. Formazione del personale
  - **Tecniche di manipolazione:** istruire il personale su come manipolare, pulire e sterilizzare ogni strumento.
  - **Aggiornamenti:** Quando vengono introdotti nuovi strumenti o tecnologie, il personale deve essere formato di conseguenza.

7. Smaltimento e riciclaggio
  - **Smaltimento sicuro:** gli strumenti che non possono più essere utilizzati devono essere smaltiti in modo sicuro per evitare qualsiasi rischio di contaminazione.
  - **Riciclaggio:** in alcuni casi, alcune parti degli strumenti possono essere riciclate o riutilizzate.

La gestione degli strumenti nella chirurgia ortopedica è fondamentale per il buon funzionamento delle operazioni e la sicurezza del paziente. Richiede un'attenzione costante, una formazione continua e una stretta collaborazione tra tutte le parti coinvolte, compresi chirurghi, infermieri di sala operatoria e tecnici. Una gestione rigorosa riduce al minimo il rischio di errori o incidenti e ottimizza l'efficienza della gestione chirurgica.

• Comunicazione con il chirurgo

Nell'ambiente dinamico ed esigente di una sala operatoria, la comunicazione tra infermiere e chirurgo è fondamentale. Una buona comunicazione assicura un coordinamento efficace, riduce gli errori medici e migliora la sicurezza del paziente. Ecco uno sguardo all'importanza e ai metodi di questa comunicazione:

1. L'importanza della comunicazione
   - **Prevenzione degli errori: una** comunicazione chiara e precisa previene le incomprensioni che possono portare a errori.
   - **Operazione più fluida: la** sincronizzazione tra il chirurgo e l'infermiere garantisce una procedura più fluida ed efficiente.
   - **Sicurezza del paziente:** Lo scambio di informazioni cruciali garantisce un'assistenza ottimale al paziente.

2. Prima dell'operazione
   - **Briefing preoperatorio:** discussione dei dettagli dell'operazione, delle esigenze specifiche e di eventuali preoccupazioni.
   - **Chiarimento dei ruoli:** ogni membro del team deve conoscere il proprio ruolo e le proprie responsabilità durante la procedura.

- **Valutazione delle risorse:** assicurarsi che tutti gli strumenti, i farmaci e le attrezzature necessarie siano disponibili e operativi.

3. Durante l'operazione
   - Comunicazione verbale :
   - **Terminologia standardizzata:** utilizzare termini chiari e precisi per evitare confusione.
   - **Risposte brevi e chiare:** risponda in modo conciso per non interrompere il flusso del discorso.
   - Comunicazione non verbale :
   - **Spunti visivi:** ad esempio, mostrare uno strumento piuttosto che nominarlo.
   - **Consapevolezza spaziale:** essere consapevoli della posizione del chirurgo e degli altri membri del team per evitare di interferire con il loro lavoro.

4. Dopo l'operazione
   - **Debriefing:** discussione dei punti di forza e delle aree di miglioramento dell'intervento.
   - **Feedback:** il chirurgo può dare un feedback all'infermiere sulle sue prestazioni e viceversa.
   - **Discussione di casi complessi:** Analizzare gli interventi difficili per imparare da essi.

5. Comunicazione di emergenza
   - **Calma e chiarezza:** anche in caso di emergenza, è fondamentale mantenere la calma e comunicare chiaramente.
   - **Protocolli di emergenza:** seguire i protocolli stabiliti per garantire che tutti i passi necessari siano compiuti in modo rapido ed efficiente.

6. Strumenti e tecniche di comunicazione
- **Liste di controllo:** liste di controllo per garantire che tutti i passaggi siano seguiti.
- **Formazione:** Sessioni regolari per migliorare le capacità di comunicazione del team.
- **Simulazione:** utilizzare scenari simulati per esercitarsi nella comunicazione in contesti diversi.

La comunicazione tra l'infermiere e il chirurgo ortopedico è un pilastro centrale di un'operazione di successo. Richiede un'attenzione costante, comprensione e rispetto reciproci. Investendo in strumenti, formazione e tecniche di comunicazione efficaci, i team chirurgici possono ottimizzare il loro coordinamento, migliorare l'assistenza al paziente e ridurre i rischi associati alle operazioni.

• Sicurezza e asepsi in sala operatoria

La sala operatoria è un luogo in cui la sicurezza e l'asepsi devono essere mantenute al massimo livello. Nella chirurgia ortopedica, dove le procedure possono comportare l'impianto di dispositivi o la manipolazione di ossa, il rischio di infezione o di complicazioni può essere grave se questi standard non vengono rispettati. Ecco una panoramica di questi aspetti cruciali della chirurgia ortopedica:

1. Principi fondamentali dell'asepsi
- **Definizione:** l'asepsi si riferisce alla prevenzione della contaminazione da parte di agenti patogeni.
- **Metodi asettici:** questo include l'uso di tecniche sterili, l'uso di dispositivi di protezione personale e l'uso di attrezzature sterili.

2. Preparazione della sala operatoria
- **Pulizia regolare:** la stanza deve essere pulita accuratamente prima e dopo ogni operazione.

- **Flusso d'aria filtrato:** un sistema di ventilazione dedicato filtra le particelle e i microrganismi per mantenere l'aria pulita.
- **Illuminazione adeguata: si assicuri** che l'area operativa sia ben illuminata per evitare errori.

3. Abbigliamento e attrezzatura di protezione
   - **Guanti sterili:** devono essere cambiati regolarmente e immediatamente in caso di contaminazione.
   - **Camici chirurgici:** forniscono una barriera contro la contaminazione.
   - **Maschere, occhiali e cappucci:** proteggono le vie respiratorie e gli occhi e prevengono la perdita di capelli nell'area operativa.

4. Tecnica di lavaggio delle mani
   - **Tecnica chirurgica:** lavaggio accurato delle mani e degli avambracci con una soluzione antisettica prima di inguainare.
   - **Frequenza: le** mani devono essere lavate prima e dopo ogni operazione, e dopo aver toccato qualsiasi apparecchiatura non sterile.

5. Manipolazione di strumenti e materiali
   - **Monouso: i** materiali monouso, come le suture, non devono mai essere riutilizzati.
   - **Sterilizzazione: gli** strumenti riutilizzabili devono essere adeguatamente puliti e sterilizzati tra un utilizzo e l'altro.

6. Gestione dei rifiuti
   - **Separazione: i** rifiuti biomedici, come i tessuti escissi, devono essere separati dai rifiuti ordinari.
   - **Smaltimento sicuro: i** rifiuti pericolosi devono essere smaltiti in conformità alle normative locali.

7. Rispondere agli incidenti

- **Esposizione al sangue: in caso di** puntura o taglio con ago, è essenziale seguire un protocollo specifico per prevenire la trasmissione di infezioni.
- **Fuoriuscite: I** liquidi, come il sangue o le soluzioni, devono essere puliti immediatamente per evitare la contaminazione.

8. Formazione e istruzione

- **Formazione continua: il** personale deve essere regolarmente formato sulle migliori pratiche di asepsi e sicurezza.
- **Simulazione: la** simulazione degli incidenti consente al personale di prepararsi alle situazioni di emergenza.

La sicurezza e l'asepsi in sala operatoria sono fondamentali per il successo della chirurgia ortopedica e per ridurre al minimo i rischi per i pazienti. Questi standard elevati vengono raggiunti e mantenuti grazie a una combinazione di protocolli rigorosi, formazione regolare e vigilanza costante.

Follow-up post-operatorio

• Monitoraggio dei segni vitali

Il monitoraggio dei segni vitali è un passo fondamentale per valutare le condizioni generali del paziente e per rilevare tempestivamente eventuali segni di deterioramento. Nella chirurgia ortopedica, dove le procedure possono essere invasive e coinvolgere ampie parti del corpo, un attento monitoraggio dei segni vitali è essenziale. Ecco un saggio sull'argomento:

1. Importanza del monitoraggio dei segni vitali

- **Valutazione iniziale:** i segni vitali forniscono un quadro immediato della stabilità fisiologica del paziente.

- **Diagnosi precoce:** consentono di individuare rapidamente qualsiasi anomalia che potrebbe indicare una complicazione.
- **Monitoraggio dei progressi:** il confronto dei segni vitali in periodi diversi può aiutare a monitorare i progressi del paziente, se sta migliorando o peggiorando.

2. I principali segni vitali
- Temperatura corporea :
    - Indica la regolazione della temperatura corporea.
    - Le variazioni possono segnalare un'infezione, una reazione infiammatoria o altri disturbi metabolici.
- Impulso :
    - Misura la frequenza cardiaca.
    - La tachicardia (polso accelerato) o la bradicardia (polso lento) possono segnalare una serie di problemi, tra cui complicazioni cardiache, emorragie o reazioni ai farmaci.
- Pressione sanguigna :
    - Indica la pressione del sangue contro le pareti delle arterie.
    - Le variazioni possono indicare problemi cardiaci, emorragie o una reazione all'anestesia, tra le altre cose.
- Tasso respiratorio :
    - Conta il numero di respiri al minuto.
    - Le variazioni possono essere un segno di problemi polmonari, di una reazione ai farmaci o di altre complicazioni.
- Ossigenazione (SpO2) :
    - Misura la saturazione di ossigeno nel sangue.
    - Una diminuzione può indicare problemi polmonari o cardiaci.

3. Attrezzatura utilizzata
   - **Termometro :** Per misurare la temperatura corporea.
   - **Stetoscopio e misuratore di pressione:** Per misurare la pressione sanguigna.
   - **Pulsossimetro:** per misurare la SpO2.
   - **Monitoraggio della frequenza cardiaca:** per monitorare la frequenza cardiaca.

4. Frequenza di monitoraggio
   - **Prima dell'intervento:** per ottenere i valori di riferimento.
   - **Durante l'operazione:** monitoraggio continuo, soprattutto durante le operazioni più importanti.
   - **Dopo l'intervento:** a intervalli regolari per garantire la stabilità del paziente durante il periodo di recupero.

5. Risposte alle anomalie
   - **Notifica immediata:** qualsiasi deviazione significativa deve essere segnalata immediatamente al team medico.
   - **Intervento rapido: a seconda della** natura dell'anomalia, possono essere necessari interventi specifici, come la somministrazione di ossigeno, farmaci o altre misure di emergenza.

Il monitoraggio dei segni vitali è una pietra miliare della gestione nella chirurgia ortopedica. Non solo permette di valutare le condizioni generali del paziente, ma anche di prevenire e rispondere rapidamente alle complicazioni. Una formazione adeguata e una vigilanza costante sono essenziali per garantire la sicurezza del paziente in ogni fase dell'intervento.

• Gestione del dolore
Il dolore è un fattore chiave nell'esperienza post-operatoria dei pazienti di chirurgia ortopedica. Una gestione efficace

del dolore non solo migliora il comfort del paziente, ma facilita anche il recupero e la riabilitazione. Ecco uno sviluppo sulla gestione del dolore nella chirurgia ortopedica:

1. Comprendere il dolore
   - Tipi di dolore :
     - **Dolore acuto:** immediato e spesso intenso, di solito direttamente correlato all'intervento chirurgico.
     - **Dolore cronico:** persiste oltre il normale periodo di guarigione.
   - Meccanismi del dolore :
     - Infiammatorio
     - Neuralgic
     - Somatico
     - Viscerale

2. Valutazione del dolore
   - **Scale di valutazione:** scale numeriche, scala analogica visiva, scala del dolore Wong-Baker.
   - **Posizione, durata e caratteristiche:** capire la natura esatta del dolore, in modo da poterlo trattare in modo appropriato.
   - **Fattori aggravanti o attenuanti:** Identificare le attività o le circostanze che influenzano il dolore.

3. Tecniche non farmacologiche
   - **Terapia fisica:** esercizio, mobilizzazione, fisioterapia.
   - **Terapia del freddo e del caldo:** impacco freddo per ridurre l'infiammazione o borsa dell'acqua calda per rilassare i muscoli.
   - **Elettroterapia:** TENS (stimolazione elettrica transcutanea dei nervi) per la modulazione del dolore.
   - **Tecniche di rilassamento:** respirazione profonda, meditazione, immagini guidate.

4. Approcci farmacologici
- **Analgesici non oppioidi:** paracetamolo, farmaci antinfiammatori non steroidei (FANS) come l'ibuprofene.
- **Oppioidi:** morfina, codeina, ossicodone - utilizzati per il dolore da moderato a grave.
- **Farmaci coadiuvanti:** Antidepressivi, anticonvulsivanti per alcuni dolori neuropatici.
- **Anestetici locali:** blocchi nervosi, epidurali per un'analgesia mirata.

5. Prevenzione del dolore
- **Analgesia preventiva:** farmaci somministrati prima dell'intervento chirurgico per ridurre il dolore postoperatorio.
- **Tecniche chirurgiche:** scegliere approcci meno invasivi, quando possibile.

6. Sfide e preoccupazioni
- **Tolleranza e dipendenza:** rischi associati all'uso a lungo termine di oppioidi.
- **Effetti collaterali:** costipazione, nausea, sonnolenza, tra gli altri.
- **Gestione a casa:** educare i pazienti alla gestione del dolore dopo la dimissione dall'ospedale.

7. Educazione e comunicazione del paziente
- **Importanza dell'autovalutazione:** incoraggiare i pazienti a riferire il loro dolore.
- **Piano di analgesia:** assicurarsi che il paziente comprenda il trattamento, il suo dosaggio, la frequenza e i possibili effetti collaterali.
- **Evitare l'eccesso di farmaci:** educare le persone sui pericoli del consumo eccessivo.

La gestione del dolore è una componente essenziale dell'assistenza in chirurgia ortopedica. Un'adeguata gestione del dolore promuove la guarigione, facilita la riabilitazione e migliora la qualità di vita dei pazienti. Una combinazione di approcci farmacologici, non farmacologici ed educativi assicura una strategia olistica per affrontare questa sfida complessa.

• Educazione del paziente per il recupero

Il recupero dopo un intervento di chirurgia ortopedica è un processo lungo che richiede il coinvolgimento attivo del paziente. Un'adeguata educazione del paziente non solo facilita un recupero più rapido, ma riduce anche il rischio di complicazioni e di riospedalizzazione. Ecco uno sguardo all'educazione del paziente per un recupero ottimale:

1. Comprendere l'intervento chirurgico
   - **Spiegazione dettagliata:** presentazione chiara del lavoro svolto, con ausili visivi se necessario (immagini, modelli).
   - **Risultati attesi:** discutere i miglioramenti previsti e i tempi di recupero approssimativi.

2. Gestione del dolore
   - **Farmaci:** Spiegazione degli antidolorifici prescritti, del loro dosaggio, degli effetti collaterali e delle possibili interazioni con altri farmaci.
   - **Segnali di avvertimento:** informare il paziente sui segnali di un dolore eccessivo o di una reazione avversa al farmaco.

3. Fisioterapia e riabilitazione
   - **Importanza:** sottolineare il ruolo cruciale della fisioterapia nel ripristino della mobilità e della forza.
   - **Esercizi a casa:** fornire dimostrazioni e supporto scritto per gli esercizi raccomandati da eseguire a casa.

- **Follow-up regolare:** ricordare ai pazienti l'importanza delle visite di follow-up dal fisioterapista.

4. Cura della ferita
   - **Pulizia:** istruire il paziente su come pulire delicatamente la ferita.
   - **Segni di infezione:** fornire informazioni sui sintomi a cui prestare attenzione, come rossore, calore, pus o febbre.

5. Attività quotidiane
   - **Limitazioni di mobilità:** spiegare eventuali limitazioni post-operatorie, come evitare di sollevare pesi o di guidare.
   - **Assistenza:** incoraggiare l'uso di ausili per la mobilità (stampelle, deambulatori) e spiegarne il corretto utilizzo.
   - **Ritorno al lavoro:** fornire raccomandazioni su quando e come tornare al lavoro.

6. Alimentazione e nutrizione
   - **Dieta consigliata:** consigli sugli alimenti e sui nutrienti che favoriscono la guarigione.
   - **Idratazione:** sottolineare l'importanza di bere acqua a sufficienza per favorire il processo di guarigione.
   - **Evitare l'alcol:** consigliare sui rischi di bere alcolici durante l'assunzione di farmaci.

7. Follow-up medico
   - **Consultazioni:** promemoria degli appuntamenti post-operatori con il chirurgo e altri professionisti sanitari.
   - **Segnali di allarme:** elencare i sintomi che richiedono un'attenzione medica immediata, come dolore al petto, difficoltà respiratorie o sanguinamento eccessivo.

8. Supporto emotivo

- **Gestire l'impatto psicologico:** riconoscere che il recupero può essere emotivamente impegnativo.
- **Gruppi di sostegno:** indirizzare i pazienti a gruppi o risorse che possono aiutarli a gestire lo stress post-operatorio.

L'educazione del paziente è un elemento essenziale per garantire un recupero completo e di successo dopo un intervento di chirurgia ortopedica. Fornendo ai pazienti le conoscenze e gli strumenti necessari, essi sono meglio preparati ad essere protagonisti attivi e informati del loro processo di recupero.

Capitolo 3

COMPETENZE SPECIFICHE E TECNICO

Manipolazione di strumenti specifici

La chirurgia ortopedica richiede una serie di strumenti specializzati, ciascuno progettato per una funzione specifica. La corretta padronanza di questi strumenti è essenziale per garantire la sicurezza del paziente e l'efficacia dell'intervento. Ecco una panoramica su come maneggiare gli strumenti più comuni utilizzati nella chirurgia ortopedica:

1. Introduzione agli strumenti ortopedici
   - **Classificazione:** Strumenti per tagliare, forare, fissare, inserire, ecc.
   - **Materiali:** la maggior parte sono in acciaio inox per la resistenza e la sterilità.

2. Strumenti da taglio
   - **Seghe:** seghe per ossa utilizzate per osteotomie o artroplastiche. Esistono modelli elettrici e manuali.
   - **Osteotomi:** utilizzati per tagliare o dividere l'osso.
   - **Forbici:** vari tipi per tagliare i tessuti molli.
   - Tecniche di manipolazione: tenuta, pressione, sicurezza.

3. Strumenti di foratura e maschiatura
   - **Trapani:** per preparare l'osso per le viti o altri dispositivi di fissaggio.
   - **Maschi:** per formare un canale nell'osso per la vite.
   - **Tecniche di manipolazione:** usare con attenzione per evitare di surriscaldare l'osso, selezionare la dimensione appropriata.

4. Strumenti di fissaggio
   - **Pinze di riduzione:** per allineare i frammenti ossei.
   - **Pinza per viti:** per inserire le viti nell'osso.
   - **Morsetti di fissazione esterna:** per stabilizzare le fratture con i fissatori esterni.

- **Tecniche di manipolazione:** assicurare una fissazione salda senza danneggiare i tessuti adiacenti.

5. Strumenti di inserimento
   - **Porta aghi:** per tenere e maneggiare gli aghi durante la sutura.
   - **Divaricatori:** per mantenere aperte le incisioni e consentire l'accesso all'area operatoria.
   - **Manovra di divaricazione:** posizionamento delicato per minimizzare il trauma dei tessuti.

6. Strumenti di misura
   - **Calibri di profondità:** per misurare la profondità dei fori praticati.
   - **Spessimetro:** per misurare lo spessore delle strutture ossee.
   - **Manipolazione:** Assicuri misurazioni accurate per una corretta regolazione dei dispositivi.

7. Manutenzione e sterilizzazione
   - **Pulizia:** rimozione dei residui di tessuto dopo ogni operazione.
   - **Sterilizzazione:** sterilizzazione in autoclave per eliminare tutti i microrganismi.
   - **Controllo:** esame regolare per rilevare i segni di usura o deterioramento.

8. Sicurezza
   - **Manipolazione:** utilizzare gli strumenti con attenzione per evitare lesioni.
   - **Conservazione:** conservi gli strumenti in un luogo sicuro per evitare contaminazioni e danni.

La chirurgia ortopedica, con le sue esigenze uniche, richiede una serie di strumenti specifici per ogni fase dell'intervento. Una buona formazione sulla loro manipolazione, manutenzione e utilizzo è essenziale per ogni professionista che lavora in questo campo, garantendo il miglior risultato possibile per il paziente.

Preparazione e somministrazione di farmaci

La corretta preparazione e somministrazione dei farmaci è essenziale per garantire la sicurezza del paziente e un trattamento efficace. Nella chirurgia ortopedica, il dolore, l'infiammazione e il rischio di infezione sono le principali preoccupazioni. Ecco come preparare e somministrare correttamente i farmaci comunemente utilizzati in questo campo.

1. Introduzione
   * **Importanza:** garantire la dose giusta, al momento giusto, per il paziente giusto, utilizzando la via di somministrazione giusta.
   * **Principali farmaci :** Analgesici, antibiotici, antinfiammatori, anticoagulanti, sedativi.

2. Principi generali di preparazione
   * **Controllare il farmaco: si assicuri** di avere il farmaco giusto, la giusta dose e la giusta data di scadenza.
   * **Igiene: si** lavi sempre le mani prima di preparare o somministrare i farmaci.
   * **Calcolo della dose:** in conformità alla prescrizione medica e alle raccomandazioni del produttore.

3. Tipi di farmaci e loro preparazione
   * **Analgesici:** spesso vengono somministrati per gestire il dolore post-operatorio. Esempi: morfina, paracetamolo.

- **Preparazione:** controllare la diluizione, se necessario, preparare la siringa o il dispositivo di somministrazione.
- **Antibiotici:** per prevenire o trattare le infezioni.
  - **Preparazione:** Ricostituzione delle polveri, se necessario, regolazione della dose in base al peso del paziente.
- **Antinfiammatori:** riducono l'infiammazione e il dolore. Esempio: ibuprofene.
  - **Preparazione:** prepari la dose corretta in compresse o in forma liquida, come prescritto.
- **Anticoagulanti:** Impediscono la formazione di coaguli di sangue. Esempio: eparina.
  - **Preparazione:** dosaggio preciso, spesso somministrato per iniezione.
- **Sedativi:** Usati prima dell'intervento chirurgico per rilassare il paziente.
  - **Preparazione: il** dosaggio dipende dall'età, dal peso e dallo stato di salute del paziente.

4. Vie di somministrazione
- **Orale:** medicinali in forma di compresse, capsule o liquidi.
- **Iniettabile:** IV (endovenosa), IM (intramuscolare), SC (sottocutanea).
- **Topico:** applicazione sulla pelle o sulle membrane mucose.

5. Considerazioni speciali
- **Allergie:** verificare sempre l'anamnesi allergica del paziente prima di somministrare qualsiasi farmaco.
- **Interazioni farmacologiche:** essere consapevoli degli altri farmaci che il paziente sta assumendo per evitare interazioni negative.
- **Monitoraggio:** monitorare il paziente dopo la somministrazione per rilevare eventuali segni di reazioni avverse.

6. Educazione del paziente
- **Informazioni:** spiegare al paziente il farmaco, il suo scopo e i potenziali effetti collaterali.
- **Follow-up:** informare il paziente su come segnalare eventuali effetti avversi.

La preparazione e la somministrazione corretta dei farmaci sono fondamentali per il successo delle procedure ortopediche. Un approccio attento, metodico e informato non solo assicura l'efficacia terapeutica, ma protegge anche il paziente da errori farmacologici potenzialmente pericolosi.

Tecniche di asepsi e sterilizzazione

La sterilità e l'asepsi sono essenziali in chirurgia per evitare complicazioni post-operatorie, in particolare le infezioni. Nella chirurgia ortopedica, dove possono essere utilizzati impianti metallici, è ancora più importante garantire un ambiente sterile. Ecco una panoramica delle tecniche di asepsi e sterilizzazione nella chirurgia ortopedica.

1. Introduzione
- **Importanza della sterilità:** prevenire le infezioni, garantire un ambiente sicuro per i pazienti e il personale medico.
  - Definizioni :
  - **Asepsi:** l'assenza di microrganismi patogeni.
  - **Sterilizzazione:** la distruzione di tutti i microrganismi, comprese le spore.

2. Tecniche di asepsi
- **Lavarsi le mani:** il primo e fondamentale passo per prevenire la contaminazione.
  - Tecnica consigliata, durata, prodotti utilizzati.

- **Indossare indumenti sterili:** camici, guanti, maschere, cappucci, scarpe da sala operatoria.
  - Procedura di medicazione, tecniche per evitare la contaminazione.
- **Preparare l'area operatoria:** pulire, disinfettare e drappeggiare il sito chirurgico.
  - Prodotti utilizzati, tecnica di drappeggio.

3. Tecniche di sterilizzazione
- **Autoclave:** utilizzo del vapore sotto pressione per uccidere i microrganismi.
  - Funzionamento, tempo di sterilizzazione, controllo dell'efficacia.
- **Sterilizzazione con gas:** utilizza gas come l'ossido di etilene per sterilizzare strumenti sensibili al calore.
  - Vantaggi, svantaggi, sicurezza.
- **Sterilizzazione con radiazioni:** utilizzo di raggi gamma o di fasci di elettroni per sterilizzare i dispositivi medici.
  - Indicazioni, benefici, precauzioni.
- **Sterilizzazione chimica:** soluzioni e compresse per immergere gli strumenti.
  - Tipi di prodotti, durata, vantaggi e svantaggi.

4. Cura e conservazione degli strumenti sterili
- **Pulizia:** rimozione dei residui di tessuto e dei detriti dagli strumenti prima della sterilizzazione.
- **Confezionamento:** utilizzare sacchetti, buste o contenitori sterili adatti.
- **Conservazione:** conservi in un luogo asciutto e privo di polvere e controlli regolarmente la confezione.

5. Gestione dei rifiuti chirurgici
- **Smistamento:** separi i rifiuti per tipo (taglienti, infettivi, generici).
- **Smaltimento: seguire le** procedure di smaltimento sicure, ad esempio l'incenerimento per i rifiuti infettivi.

6. Formazione e sensibilizzazione
- **Formazione continua:** garantire che il personale riceva una formazione regolare sulle tecniche di asepsi e sterilizzazione.
- **Audit e monitoraggio: istituire** un sistema per monitorare e valutare regolarmente le pratiche di asepsi.

Le tecniche di asepsi e sterilizzazione sono al centro della chirurgia ortopedica e garantiscono un'assistenza sicura ed efficace al paziente. Una comprensione approfondita e un'applicazione rigorosa di queste tecniche sono essenziali per qualsiasi professionista che lavori in questo ambiente.

Riconoscere e gestire le complicazioni

La chirurgia ortopedica, sebbene abbia successo nella maggior parte dei casi, non è priva di rischi. Il ruolo dell'infermiere non si ferma una volta terminata l'operazione: il monitoraggio post-operatorio è essenziale per individuare tempestivamente i segni di complicazioni e intervenire di conseguenza. Vediamo come riconoscere e gestire queste complicazioni.

1. Introduzione
- **Definizioni:** cos'è una complicazione e come si differenzia dagli effetti collaterali attesi.
- **Importanza: le** complicazioni possono alterare i risultati chirurgici, prolungare il tempo di guarigione o mettere in pericolo la vita del paziente.

2. Complicazioni comuni
- Infezione :
    - **Segni:** arrossamento, calore, perdite purulente, febbre.

- **Gestione:** terapia antibiotica, pulizia della ferita, talvolta rioperazione.
- Trombosi venosa profonda (TVP) :
  - **Segni:** dolore, gonfiore, arrossamento di un arto.
  - **Gestione:** anticoagulanti, compressione elastica, elevazione dell'arto.
- **Complicazioni polmonari:** (embolia polmonare, atelettasia)
  - **Segni:** respiro corto, dolore al petto, tachicardia.
  - **Gestione:** ossigenoterapia, anticoagulanti, broncodilatatori.
- Problemi con l'impianto o l'apparecchiatura:
  - **Segni:** dolore anomalo, disfunzione articolare, scricchiolii.
  - **Gestione:** radiografia, adeguamento dell'apparecchiatura, talvolta reintervento.
- **Reazioni allergiche:** (a farmaci, materiali, ecc.)
  - **Segni:** eruzione cutanea, prurito, edema, difficoltà respiratorie.
  - **Gestione:** interruzione del farmaco, antistaminici, corticosteroidi, monitoraggio respiratorio.

3. Prevenire le complicazioni
- **Mobilitazione precoce:** per aiutare a prevenire la TVP e le complicanze polmonari.
- **Terapia antibiotica profilattica:** per prevenire le infezioni post-operatorie.
- **Educazione del paziente:** rendere i pazienti consapevoli dei segni delle complicazioni, in modo da poterle individuare precocemente.
- **Cura post-operatoria:** una corretta cura della ferita può prevenire le infezioni.

4. Il ruolo dell'infermiere nel rilevamento
- **Monitoraggio:** segni vitali, ferita, livello di dolore, mobilità.
- **Ascolto attivo:** spesso i pazienti possono segnalare i sintomi prima che diventino evidenti.
- **Collaborazione:** lavorare a stretto contatto con il chirurgo e il team di cura per segnalare e gestire le complicazioni.

5. Gestione delle complicazioni
- **Valutazione iniziale:** per determinare la gravità e la natura esatta della complicazione.
- **Intervento immediato:** ad esempio, somministrazione di ossigeno in caso di distress respiratorio.
- **Rinvio:** indirizzare rapidamente il paziente allo specialista o all'équipe appropriata per l'assistenza specialistica.
- **Documentazione:** tenere un registro accurato di tutte le complicazioni, della loro gestione e del follow-up.

Le complicanze della chirurgia ortopedica possono essere gravi, ma la diagnosi precoce e l'intervento appropriato possono spesso minimizzarne l'impatto. Gli infermieri svolgono un ruolo cruciale nel monitoraggio, nel riconoscimento e nella gestione iniziale di queste complicazioni, garantendo la sicurezza e il benessere del paziente.

Capitolo 4

COLLABORAZIONE INTERDISCIPLINARE

Lavorare con il chirurgo ortopedico

Il rapporto tra l'infermiere e il chirurgo ortopedico è essenziale per garantire un'assistenza ottimale al paziente. Questa collaborazione richiede non solo competenze tecniche, ma anche capacità di comunicazione e comprensione dei rispettivi ruoli di ciascuno. Decifriamo questo aspetto cruciale del lavoro in chirurgia ortopedica.

1. Introduzione
   - **L'importanza della collaborazione:** perché una stretta collaborazione è fondamentale per il benessere del paziente e il successo dell'intervento.
   - **La complessità della chirurgia ortopedica:** la necessità di un team affiatato per affrontare le sfide della specialità.

2. Comprendere i ruoli
   - Ruolo del chirurgo :
   - Decisione clinica
   - Esecuzione dell'operazione
   - Supervisione del piano di cura post-operatorio
   - Ruolo dell'infermiere :
   - Preparare il paziente
   - Assistenza durante l'operazione
   - Assistenza post-operatoria ed educazione del paziente
   - Comunicazione con il chirurgo sulle condizioni del paziente

3. Comunicazione efficace
   - **Anticipare le esigenze:** sapere cosa si aspetta il chirurgo durante un'operazione grazie all'esperienza e alla familiarità.
   - **Feedback costruttivo:** essere in grado di fornire informazioni rilevanti al chirurgo e sapere come ricevere consigli o critiche.

- **Impostare i protocolli di comunicazione:** utilizzare liste di controllo, segnali o codici per facilitare la comunicazione in sala operatoria.

4. Collaborazione durante l'operazione
   - **Preparazione dell'attrezzatura:** Assicurarsi che tutti gli strumenti siano pronti e funzionanti.
   - **Assistenza diretta:** passare gli strumenti, anticipare le fasi successive, aiutare a visualizzare il campo operatorio.
   - **Affrontare l'imprevisto:** Essere preparati a gestire rapidamente le emergenze, come un'emorragia inaspettata.

5. Assistenza post-operatoria
   - **Trasmettere informazioni:** Condividere dettagli cruciali sulle condizioni del paziente, sul dolore, sulla guarigione e su eventuali complicazioni.
   - **Educazione del paziente:** informare il paziente delle istruzioni del chirurgo per il recupero.
   - **Follow-up regolare:** garantire che il chirurgo sia informato sui progressi del paziente e su eventuali problemi riscontrati.

6. Formazione continua e sviluppo professionale
   - **Workshop congiunti:** Partecipi alle sessioni di formazione con il chirurgo per comprendere meglio le tecniche e le aspettative.
   - **Feedback sui casi:** Discutere casi complessi o complicazioni per imparare e migliorare la gestione futura.
   - **Aggiornare le conoscenze: tenersi** al passo con gli ultimi progressi della chirurgia ortopedica.

7. Gestione dei conflitti
   - **Comprendere la fonte:** identificare le ragioni dei disaccordi o delle tensioni.

- **Comunicazione aperta:** affrontare i problemi senza ostilità e cercare soluzioni costruttive.
- **Mediazione:** nei casi in cui un conflitto non può essere risolto direttamente, prenda in considerazione la mediazione o la discussione con una terza parte.

Lavorare con un chirurgo ortopedico è una collaborazione intensa che richiede rispetto reciproco, comunicazione aperta e competenza tecnica. Quando questi elementi sono presenti, il team chirurgico è meglio equipaggiato per fornire un'assistenza di qualità e garantire risultati positivi per il paziente.

Lavorare con l'anestesista

L'anestesia è una parte fondamentale di tutti gli interventi chirurgici e nella chirurgia ortopedica svolge un ruolo cruciale. Il processo chirurgico può essere complesso e richiede una stretta collaborazione tra infermiere, chirurgo e anestesista. Questo rapporto si basa su una comunicazione fluida, sulla fiducia reciproca e su una chiara comprensione dei rispettivi ruoli.

1. Introduzione
   - **Importanza dell'anestesia:** una panoramica del ruolo essenziale dell'anestesia nel contesto chirurgico.
   - **La tripla alleanza:** come l'infermiere, il chirurgo e l'anestesista lavorano insieme per il benessere del paziente.

2. Ruoli e responsabilità
   - Ruolo dell'anestesista :
   - Valutazione preoperatoria del paziente
   - Somministrazione dell'anestesia
   - Monitoraggio dei segni vitali e della profondità dell'anestesia durante l'intervento.

- Rianimazione post-operatoria
- Ruolo dell'infermiere :
- Preparazione del paziente all'anestesia
- Supporto e comunicazione con l'anestesista durante l'intervento.
- Follow-up post-operatorio in collaborazione con l'anestesista

3. Comunicazione efficace
- **Colloquio preoperatorio:** discussione sull'anamnesi del paziente, sulle allergie, sui farmaci e sulle preoccupazioni specifiche.
- **Coordinamento intra-operatorio:** segnalare qualsiasi variazione dei segni vitali, rispondere rapidamente alle richieste dell'anestesista.
- **Trasmissione post-operatoria:** condivisione di informazioni sulla risposta del paziente all'anestesia, eventuali complicazioni e linee guida per l'assistenza post-anestetica.

4. Preparare il paziente
- **Educazione:** spiegare al paziente il processo di anestesia, rispondere alle domande e fugare le paure.
- **Preparazione fisica:** assicurarsi che le linee venose siano a posto, preparare il sito di iniezione, ecc.
- **Supporto emotivo:** rassicurare il paziente prima della somministrazione dell'anestesia.

5. Durante l'operazione
- **Assistenza:** fornire all'anestesista i farmaci, le attrezzature e gli strumenti necessari.
- **Monitoraggio:** osservare il paziente per rilevare qualsiasi segno di complicazione e informare l'anestesista in tempo reale.
- **Coordinamento con il chirurgo:** garantire una comunicazione fluida tra l'anestesista e il chirurgo, in

particolare per quanto riguarda la durata dell'intervento o le possibili complicazioni.

6. Dopo l'operazione
- **Trasferimento: si assicuri** che il paziente sia stabile prima di trasferirlo nella sala di rianimazione.
- **Follow-up:** monitorare il paziente per eventuali effetti collaterali dell'anestesia e informare l'anestesista se necessario.
- **Educazione del paziente:** informare il paziente dei possibili effetti residui dell'anestesia e delle precauzioni da prendere.

7. Formazione e sviluppo professionale
- **Formazione congiunta:** Partecipare alle sessioni di formazione con l'anestesista per rafforzare la comprensione reciproca.
- **Casi di studio:** Analisi congiunta di casi in cui la collaborazione è stata fondamentale per trarre insegnamenti.

La collaborazione con l'anestesista è un elemento chiave del ruolo dell'infermiere nella chirurgia ortopedica. Un coordinamento efficace, una comunicazione aperta e la fiducia reciproca garantiscono un'assistenza sicura al paziente e un intervento chirurgico di successo.

Il ruolo del fisioterapista e il fisioterapista

Nel mondo della chirurgia ortopedica, il successo di un'operazione non si ferma quando il paziente lascia la sala operatoria. La riabilitazione post-operatoria è una fase cruciale per garantire un recupero completo e un reinserimento ottimale del paziente nelle sue attività quotidiane. I fisioterapisti svolgono un ruolo centrale in questa fase.

1. Introduzione
   - **Definizione e distinzione:** presentazione dei termini "fisioterapia" e "kinesiterapia" e chiarimento delle somiglianze e delle differenze.
   - **Importanza della riabilitazione:** perché l'intervento chirurgico da solo non è sufficiente per un recupero completo.

2. Ruoli e responsabilità
   - Valutazione iniziale :
   - Condizioni generali del paziente
   - Mobilità e forza muscolare
   - Obiettivi della riabilitazione
   - Stesura di un piano di assistenza:
   - Esercizi di rafforzamento
   - Tecniche di stretching
   - Programmi di elettrostimolazione o altre tecnologie

3. Riabilitazione post-operatoria
   - **Primi passi:** Tecniche delicate per limitare il dolore, ridurre l'infiammazione e migliorare la mobilità.
   - **Recupero della forza:** esercizi progressivi per rafforzare i muscoli e recuperare la piena forza.
   - **Migliorare la mobilità:** tecniche per ripristinare la gamma completa di movimenti senza dolore.
   - **Gestione delle cicatrici:** massaggi e altre tecniche per minimizzare le aderenze e ottimizzare l'aspetto delle cicatrici.

4. Reintegrazione nelle attività quotidiane
   - **Consulenza ergonomica:** adattare l'ambiente di lavoro o domestico del paziente per evitare recidive o lesioni.

- **Ritorno allo sport:** programmi progressivi per consentire agli atleti di tornare al livello precedente all'intervento.

5. Lavoro di squadra con altri professionisti della salute
   - **Comunicazione con il chirurgo:** garantire un collegamento regolare per adattare il piano di riabilitazione in base ai progressi del paziente.
   - **Lavorare con l'infermiera:** condividere le informazioni sulle esigenze del paziente, sui farmaci, sul dolore, ecc.
   - **Coordinamento con altri specialisti:** Collegamento in rete con terapisti occupazionali, osteopati, ecc.

6. Educazione e prevenzione
   - **Consigli ai pazienti:** sensibilizzazione alla buona postura, alle tecniche di sollevamento, ecc.
   - **Programmi preventivi:** Suggerisce esercizi e tecniche per prevenire infortuni futuri.

7. Innovazioni e tecnologie
   - **Utilizzo di attrezzature moderne:** apparecchi di elettrostimolazione, balneoterapia, ecc.
   - **Approcci innovativi:** Tecniche come la terapia manuale, la terapia del movimento funzionale, ecc.

I fisioterapisti e i fisioterapisti sono alleati essenziali per garantire il successo a lungo termine della chirurgia ortopedica. La loro competenza non solo assicura il recupero fisico, ma anche il reinserimento del paziente nella sua vita quotidiana, professionale e sportiva.

Comunicazione con i parenti del paziente

L'intervento chirurgico, di qualsiasi natura esso sia, è una prova non solo per il paziente, ma anche per le persone a

lui vicine. La comunicazione con la famiglia e gli amici
svolge un ruolo centrale nell'assistenza generale del
paziente. Richiede un approccio basato su tatto, empatia e
chiarezza, volto a rassicurare e informare.

1. Introduzione
   - **L'importanza della comunicazione:** capire perché la
     famiglia e gli amici sono attori cruciali nel processo di
     guarigione.
   - Obiettivi della comunicazione: rassicurare, informare,
     coinvolgere.

2. Prima dell'intervento chirurgico
   - Consultazione preoperatoria :
   - Presentazione del team medico
   - Spieghi la procedura
   - Chiarire le aspettative e rispondere alle
     domande
   - Gestire l'ansia :
   - Identificare le paure e le preoccupazioni
   - Fornire risorse per aiutare la preparazione
     emotiva

3. Giorno dell'operazione
   - Aggiornamenti regolari :
   - Fornire informazioni sulla procedura chirurgica
   - Condividere le notizie non appena l'operazione
     è terminata
   - Gestire le emozioni :
   - Supporto in caso di ansia o stress
   - Rassicurare i pazienti sulla loro condizione

4. Fase post-operatoria
   - Aggiornamento sul recupero:
   - Fornire informazioni sulle condizioni del
     paziente
   - Spiega le fasi successive del trattamento o
     della riabilitazione.

- Istruzione :
- Consigliare come sostenere il paziente a casa.
- Fornisca informazioni su farmaci, esercizio fisico e restrizioni

5. Il ruolo dei familiari nel recupero
- **Supporto emotivo:** l'importanza di essere presenti, ascoltare e fornire supporto emotivo.
- **Aiuto pratico:** assistenza nelle attività quotidiane, monitoraggio dei farmaci, ecc.
- **Coinvolgimento nella riabilitazione:** incoraggiamento durante gli esercizi, monitoraggio dei progressi.

6. Gestire le complicazioni o le cattive notizie
- **Fornire informazioni:** Sia onesto, pur rimanendo sensibile.
- **Fornire risorse:** offrire supporto psicologico, gruppi di sostegno o altri servizi.
- **Pianificare le fasi successive:** Spiegare le alternative di trattamento o le modifiche.

7. Rispetto della riservatezza
- **Condividere le informazioni:** limitare le informazioni che il paziente accetta di condividere.
- **Consenso del paziente:** ottenere sempre il permesso prima di divulgare i dettagli medici.

La comunicazione con i parenti del paziente è un aspetto essenziale dell'assistenza in chirurgia ortopedica. Richiede un approccio delicato, incentrato su rispetto, trasparenza ed empatia. Se ben informati e supportati, i parenti possono diventare partner di assistenza preziosi, contribuendo a un recupero migliore e a un'esperienza generale più positiva per il paziente.

Capitolo 5

SFIDE
EMOTIVE
E
FISICA

Pressione in sala operatoria

La sala operatoria è spesso percepita come il cuore pulsante dell'ospedale, un luogo dove ogni secondo conta, dove la concentrazione è al massimo e dove i team devono lavorare come una macchina ben oliata. In questo ambiente altamente specializzato, la pressione è costante e può avere conseguenze significative sulla qualità dell'assistenza, sulla sicurezza del paziente e sul benessere dei professionisti.

1. Introduzione
- **Comprendere la sala operatoria:** descrizione dell'ambiente e dei ruoli dei vari attori.
- **La pressione nel contesto:** perché la sala operatoria è così tesa?

2. Fonti di pressione
- **Situazioni urgenti:** gestione di casi critici, dove ogni minuto conta.
- **Complessità delle operazioni:** La necessità di un'estrema precisione chirurgica.
- **Elevate aspettative:** Standard di cura e tolleranza zero per gli errori.
- **Fattori esterni:** liste d'attesa, risorse limitate, gestione del tempo.

3. Impatto della pressione
- Sul paziente :
- Aumento dei rischi medici
- Possibili errori o omissioni
- Il personale :
- Il burnout
- Rischio di erosione delle competenze e della concentrazione
- Problemi di salute mentale, come lo stress o l'ansia.

- Informazioni sul team :
- Tensioni e conflitti
- Comunicazione ostacolata

4. Strategie di gestione della pressione
   - Formazione e preparazione :
     - Programmi di simulazione per anticipare le situazioni critiche
     - Rafforzare le competenze tecniche e non tecniche
   - Gestione del tempo :
     - Pianificazione rigorosa delle operazioni
     - Assegnazione di periodi di riposo e recupero per il personale.
   - Comunicazione efficace :
     - Protocolli chiari
     - Briefing preoperatori e debriefing post-operatori
     - Feedback costruttivo
   - Supporto psicologico :
     - Servizi di supporto per la salute mentale
     - Sessioni di decompressione e discussione

5. Cultura della sicurezza
   - **Importanza della sicurezza: mettere la** sicurezza del paziente al primo posto.
   - **Imparare dagli errori: sviluppare** una cultura di segnalazione, analisi e correzione.
   - **Promuovere la collegialità:** favorire lo spirito di squadra, il rispetto reciproco e la fiducia.

6. Innovazione e tecnologia
   - **Tecnologie di monitoraggio:** monitor paziente avanzati.
   - **Strumenti di comunicazione:** tecnologie per facilitare la comunicazione in tempo reale tra i membri del team.

- **Robotica e automazione:** ridurre alcuni elementi di pressione automatizzando compiti specifici.

La sala operatoria è innegabilmente un luogo di forte pressione. Tuttavia, con la consapevolezza di queste sfide, la giusta formazione, un solido supporto e sistemi solidi, è possibile navigare in questo ambiente con abilità, compassione e cura. In questo modo, gli operatori sanitari possono garantire il miglior risultato per il paziente, preservando il proprio benessere.

Gestire il burnout

Il burnout è una sindrome derivante dallo stress cronico sul lavoro che non è stato gestito con successo. Nel settore medico, e in particolare tra gli infermieri, il burnout è particolarmente preoccupante a causa dell'elevata posta in gioco nell'assistenza ai pazienti.

1. Introduzione
   - **Definizione di burnout:** le tre dimensioni - esaurimento emotivo, depersonalizzazione, diminuzione della realizzazione personale.
   - **Prevalenza:** perché gli operatori sanitari sono particolarmente vulnerabili?
2. Le cause del burnout
   - **Carico di lavoro:** orari lunghi, carenza di personale, compiti multipli.
   - **Pressione emotiva:** gestire i pazienti in difficoltà, gestire la morte e la morbilità.
   - **Mancanza di autonomia:** sensazione di non avere il controllo sul proprio lavoro.
   - **Relazioni interpersonali:** conflitti con i colleghi o la direzione, comunicazione inadeguata.
   - **Squilibrio tra lavoro e vita privata:** non c'è tempo per sé, per la famiglia o per gli hobby.

3. Segni e sintomi
- **Fisico:** stanchezza, disturbi del sonno, mal di testa, problemi digestivi.
- **Emotivo:** irritabilità, sensazione di isolamento, depressione, ansia.
- **Comportamentale:** ritiro sociale, riduzione del rendimento sul lavoro, assenteismo.
- **Professionale:** cinismo, sensazione di inutilità, disinteresse per il lavoro.

4. Conseguenze del burnout
- **Sull'individuo:** problemi di salute, deterioramento delle relazioni personali, aumento del rischio di dipendenza.
- **Sull'organizzazione:** elevato turnover del personale, assenteismo, minore qualità dell'assistenza.
- **Sui pazienti:** Errori medici, ridotta empatia, assistenza impersonale.

5. Strategie di prevenzione
- **Sensibilizzazione ed educazione:** riconoscere i segni precoci, comprendere i fattori di rischio.
- **Gestione del carico di lavoro:** rotazione dei compiti, pause regolari, vacanze.
- **Sostegno alla formazione continua:** fornire risorse e tempo per l'apprendimento e la crescita.
- **Supervisione e tutoraggio:** offrire coaching, orientamento e supporto emotivo.
- **Promuovere la salute sul posto di lavoro:** programmi di benessere, attività fisiche, aree di relax.

6. Interventi terapeutici
- **Consulenza professionale:** terapia individuale, gruppi di sostegno.
- **Tecniche di rilassamento:** meditazione, yoga, tecniche di respirazione.

- **Riabilitazione professionale:** rivalutare i ruoli, trovare un nuovo equilibrio.

7. Il ruolo delle organizzazioni
- **Cultura organizzativa:** valorizzare il benessere, riconoscere l'importanza dell'equilibrio tra lavoro e vita privata.
- **Risorse disponibili:** servizi di supporto psicologico, workshop sulla gestione dello stress.
- **Revisione dei sistemi:** valutazione regolare del carico di lavoro, del morale dei dipendenti e delle esigenze di formazione.

Il burnout è una sfida importante nel mondo medico, ma non è insormontabile. Adottando un approccio proattivo, riconoscendo i primi segnali e fornendo il supporto necessario, è possibile creare un ambiente di lavoro sano e produttivo, a beneficio sia degli operatori sanitari che dei pazienti che servono.

L'importanza del supporto del team

Nel settore medico, il lavoro di squadra è essenziale. Non solo ha un impatto diretto sulla qualità dell'assistenza fornita ai pazienti, ma svolge anche un ruolo cruciale per il benessere e la soddisfazione lavorativa di tutte le persone coinvolte. Questa interdipendenza all'interno del team sottolinea l'importanza del sostegno reciproco per garantire un'assistenza ottimale.

1. Introduzione
- **Definizione di supporto al team:** aiuto reciproco, collaborazione, comunicazione, rispetto reciproco.
- **Il contesto medico:** perché il supporto del team è particolarmente vitale in questo settore?

2. L'impatto del supporto del team sulla qualità dell'assistenza
- **Processo decisionale collettivo:** beneficiare di diversi punti di vista e competenze per prendere decisioni informate.
- **Riduzione degli errori:** doppio controllo, condivisione delle conoscenze, competenze complementari.
- **Continuità dell'assistenza:** transizione senza soluzione di continuità tra i team, flusso di informazioni chiaro e completo.

3. Il ruolo del supporto nel benessere dei professionisti
- **Ridurre lo stress:** condividere le responsabilità, sentire di non essere soli di fronte alle sfide.
- **Riduzione del burnout:** riconoscimento, incoraggiamento, senso di appartenenza.
- **Riconoscimento:** celebrare i successi, feedback costruttivo.

4. Facilitare la comunicazione
- **Scambio aperto:** creare un ambiente in cui le opinioni e le preoccupazioni possano essere espresse senza paura.
- **Risoluzione dei conflitti:** un team affiatato può affrontare e risolvere i disaccordi in modo costruttivo.
- **Trasmissione efficiente delle informazioni:** minimizzare le incomprensioni, ottimizzare il coordinamento.

5. Promuovere l'apprendimento e lo sviluppo professionale
- **Mentoring e coaching: i** membri esperti guidano e sostengono i novizi e i membri meno esperti.
- **Formazione continua:** condivisione delle conoscenze, aggiornamenti collettivi sulle ultime tecniche e raccomandazioni.

6. Supporto emotivo
- **Condividere le emozioni:** Discutere di casi difficili, perdite, successi.
- **Ascolto attivo:** offrire uno spazio per esprimersi, per condividere le proprie preoccupazioni o le proprie gioie.
- **Coesione sociale:** organizzare attività al di fuori del contesto lavorativo per rafforzare i legami.

7. Strategie per rafforzare il supporto all'interno del team
- **Team building:** attività progettate per migliorare la fiducia e la collaborazione.
- **Supervisione regolare:** spazi dedicati alla riflessione sul lavoro di squadra, sui successi e sulle sfide.
- **Formazione sulla comunicazione:** strumenti e tecniche per una comunicazione efficace ed empatica.

L'importanza del supporto del team va oltre la sfera professionale. Modella la qualità dell'assistenza, il benessere dei professionisti e, per estensione, l'esperienza dei pazienti. Un team affiatato, comunicativo e solidale è una risorsa inestimabile in campo medico, che garantisce un'assistenza ottimale e un ambiente di lavoro soddisfacente.

Prendersi cura di sé per prendersi più cura degli altri

Il settore medico è particolarmente impegnativo. Gli operatori sanitari devono spesso affrontare situazioni emotivamente cariche, orari di lavoro irregolari e una pressione costante per fornire un'assistenza ottimale. Tuttavia, per poter offrire il meglio di sé ai pazienti, devono anche prendersi cura del proprio benessere.

1. Introduzione
   - **Il paradosso della badante:** Essere un pilastro per gli altri trascurando la propria salute.
   - **La necessità di equilibrio:** come il benessere personale ottimale porta a una migliore assistenza ai pazienti.

2. Le conseguenze dell'auto-negligenza
   - **Il burnout:** i segni, le conseguenze e l'impatto sull'assistenza ai pazienti.
   - **Salute mentale:** aumento del rischio di depressione, ansia e altri disturbi psicologici.
   - **Peggioramento della salute fisica:** immunità ridotta, disturbi del sonno, malattie croniche.

3. Comprendere le esigenze personali
   - **Ascoltare se stessi:** riconoscere i segnali del corpo e della mente.
   - **Stabilire dei limiti:** Sapere quando dire di no, gestire il carico di lavoro, fare delle pause.
   - **Definisca le sue priorità:** bilanci la sua vita professionale e personale, trovi il tempo per le sue passioni e i suoi hobby.

4. Benessere e tecniche di rilassamento
   - **Meditazione e mindfulness:** riorientamento, gestione dello stress, vivere il momento presente.
   - **Esercizio fisico:** i benefici per la salute mentale e fisica, l'importanza di una routine regolare.
   - **Dieta equilibrata:** come un'alimentazione corretta supporta la funzione cognitiva e l'energia.

5. Gestione delle emozioni
   - **Sviluppare la resilienza:** tecniche per rafforzare la sua capacità di gestire le sfide.
   - **Espressione emotiva:** trovare sfoghi sani, sia attraverso la discussione, la scrittura o l'arte.

- **Cercare sostegno:** parlare con i colleghi, cercare un mentore, prendere in considerazione una terapia.

6. L'importanza del tempo per se stessi
   - **Tempo libero e hobby:** ricarichi le batterie con attività che le piacciono.
   - **Vacanze e disconnessione:** riconoscere l'importanza delle pause dal lavoro.
   - **Il sonno:** capire il suo ruolo nel recupero, nella rigenerazione e nel benessere generale.

7. Creare un ambiente di lavoro attento
   - **Promuovere il benessere sul lavoro:** iniziative organizzative per sostenere la salute dei dipendenti.
   - **Incoraggiare le pause:** l'importanza dei periodi di riposo per la produttività e la qualità dell'assistenza.
   - **Formazione e consapevolezza:** educare il personale sull'importanza dell'autocura e fornire risorse.

Prendersi cura di sé non è un lusso, ma una necessità, soprattutto nell'esigente mondo della medicina. Un professionista sanitario che riconosce le proprie esigenze e si prende cura del proprio benessere è meglio equipaggiato per fornire un'assistenza eccezionale. È ora di riconoscere che prendersi cura di noi stessi significa anche prendersi cura degli altri.

Capitolo 6

CASI DI VITA REALE

Frattura dell'anca in un paziente anziano

Le fratture dell'anca sono comuni negli anziani e spesso sono il risultato di una bassa densità ossea combinata con una caduta. La sua gestione è cruciale non solo per il benessere fisico del paziente, ma anche per le sue implicazioni psicosociali, in quanto tale frattura può portare alla perdita di indipendenza e a complicazioni a lungo termine.

1. Introduzione
   - **Definizione:** cos'è una frattura dell'anca?
   - **Statistiche:** frequenza delle fratture dell'anca negli anziani.

2. Cause e fattori di rischio
   - **Osteoporosi:** riduzione della densità ossea legata all'età.
   - **Cadute:** Rischi ambientali, mobilità ridotta e visione.
   - **Altre malattie:** Condizioni che possono influenzare l'equilibrio o la densità ossea.

3. Sintomi e diagnosi
   - **Presentazione clinica:** dolore, incapacità di muoversi o di sopportare il peso della gamba interessata.
   - **Imaging:** radiografia, TAC o risonanza magnetica per confermare la diagnosi.

4. Complicazioni associate
   - **Complicazioni post-operatorie:** rischi dell'intervento chirurgico come infezioni, embolie, ecc.
   - **Immobilità prolungata:** Rischio di trombosi venosa profonda, piaghe da decubito, polmonite.
   - **Impatto psicologico:** depressione, ansia, perdita di fiducia dopo una caduta.

5. Gestione terapeutica

- **Chirurgia:** tipi di chirurgia disponibili, vantaggi e svantaggi.
- **Riabilitazione:** fisioterapia, fisioterapia per ripristinare la mobilità.
- **Gestione del dolore:** analgesici, metodi non medicinali.

6. Prevenzione ed educazione del paziente

- **Rafforzamento delle ossa:** integratori, farmaci, dieta.
- **Prevenzione delle cadute:** Adattare l'ambiente domestico, fisioterapia, ausili per la mobilità.
- **Monitoraggio regolare:** follow-up medico, densitometria ossea.

7. Implicazioni psicosociali

- **Perdita di indipendenza:** necessità di assistenza, modifiche alla casa, ausili per la mobilità.
- **Supporto psicologico:** aiutare il paziente a gestire l'impatto emotivo, supporto alla famiglia.
- **Reintegrazione sociale:** incoraggiare l'attività, i club sociali, il sostegno della comunità.

La frattura dell'anca in una persona anziana è molto più di un semplice infortunio. La sua gestione richiede un approccio olistico che comprende il trattamento medico, la riabilitazione fisica, il supporto psicologico e la prevenzione. Adottando un approccio di questo tipo, possiamo non solo migliorare i risultati fisici per il paziente, ma anche aiutarlo a recuperare la sua indipendenza e la sua qualità di vita.

Riabilitazione dopo l'intervento chirurgico del legamento crociato anteriore

L'intervento chirurgico al legamento crociato anteriore (ACL) è una procedura comune, soprattutto per gli atleti, in seguito a traumi o lesioni sportive. Il processo di riabilitazione è essenziale per garantire una guarigione ottimale e un ritorno sicuro alle attività quotidiane e allo sport.

1. Introduzione
   - **Anatomia del legamento crociato anteriore:** la sua funzione e il suo ruolo nella stabilità del ginocchio.
   - **Cause di rottura:** trauma, torsione e meccanismi di lesione comuni.

2. Obiettivi della riabilitazione
   - **Ripristinare la mobilità:** recuperare la gamma completa dei movimenti.
   - **Rafforzamento muscolare:** rafforzare i muscoli che sostengono e proteggono il ginocchio.
   - **Propriocezione:** ripristinare il senso di posizione e di movimento del ginocchio.
   - **Preparazione al ritorno al lavoro:** ripresa graduale delle attività sportive o quotidiane.

3. Fasi di riabilitazione
   - Fase acuta (0-2 settimane post-operatorie) :
     - Riduzione del dolore e dell'infiammazione.
     - Mobilizzazione precoce per prevenire la rigidità articolare.
     - Indossare una stecca per stabilizzare e proteggere il ginocchio.
   - Fase di recupero della mobilità (2-6 settimane):
     - Esercizi per la gamma di movimenti.

- Introduzione di esercizi isometrici per rafforzare i quadricipiti e i tendini del ginocchio.
- Terapia manuale per migliorare la mobilità.
- Fase di rinforzo (6-12 settimane) :
  - Esercizi di rafforzamento progressivi.
  - Allenamento della propriocezione e dell'equilibrio.
  - Riabilitazione acquatica, se disponibile.
- Fase avanzata (3-6 mesi) :
  - Esercizi funzionali per preparare il ritorno alle attività sportive.
  - Allenamento pliometrico.
  - Torna a correre.
- Fase di ritorno al lavoro (6-12 mesi) :
  - Ritorno graduale a specifiche attività sportive.
  - Continuazione degli esercizi di rafforzamento e di propriocezione.
  - Suggerimenti per evitare un nuovo infortunio.

4. Consigli per una ristrutturazione di successo
- **Ascolti il suo corpo:** riconosca i segnali di dolore ed eviti di sforzarsi.
- **Follow-up regolare:** consultazioni frequenti con fisioterapisti e chirurghi per monitorare i progressi.
- **Adottare un approccio olistico:** incorporare tecniche complementari come lo yoga o il nuoto.

5. Prevenire le lesioni future
- **Riscaldamento:** l'importanza del riscaldamento prima dell'attività fisica.
- **Tecnica appropriata: si** assicuri che la tecnica di esercizio o di sport sia corretta per ridurre al minimo i rischi.
- **Rafforzamento muscolare regolare:** mantenere un programma di esercizi per rafforzare i muscoli intorno al ginocchio.

La riabilitazione dopo l'intervento al crociato anteriore è un viaggio che richiede tempo, pazienza e impegno costante. Con il giusto programma e il giusto supporto, è assolutamente possibile recuperare, o addirittura migliorare, il livello di attività precedente all'infortunio.

Gestione delle complicazioni post-operatorie

Il periodo post-operatorio è fondamentale per il recupero del paziente dopo un intervento chirurgico. Sebbene molti interventi procedano senza incidenti, possono insorgere alcune complicazioni post-operatorie. Una gestione tempestiva ed efficace è essenziale per ottimizzare i risultati del paziente.

1. Introduzione
   - **Definizione: che cos'è** una complicazione postoperatoria?
   - **Frequenza e importanza:** perché la gestione delle complicanze è essenziale.

2. Complicazioni comuni
   - **Complicazioni cardiache:** infarto, aritmia, insufficienza cardiaca.
   - **Complicazioni polmonari:** polmonite, atelettasia, embolia polmonare.
   - **Complicazioni infettive:** infezione del sito chirurgico, setticemia.
   - **Complicazioni tromboemboliche:** trombosi venosa profonda.
   - **Complicazioni renali:** insufficienza renale acuta.
   - **Complicazioni gastrointestinali:** Ileo, emorragia, perforazione.
   - **Complicazioni cutanee:** ematoma, necrosi, deiscenza della ferita.

3. Identificare le complicazioni
- **Monitoraggio clinico:** segni vitali, dolore, gonfiore, temperatura.
- **Imaging:** radiografie, ecografie, scansioni.
- **Esami di laboratorio:** emocromo completo, marcatori di infezione, funzionalità renale ed epatica.

4. Interventi
- **Approccio multidisciplinare:** coinvolgimento di specialisti a seconda della complicanza (cardiologo, pneumologo, nefrologo).
- **Farmaci:** Antibiotici, anticoagulanti, analgesici.
- **Interventi non medici:** elevazione di un arto, fisioterapia respiratoria.
- **Chirurgia:** nei casi gravi, come emorragia interna o infezione incontrollata.

5. Prevenire le complicazioni
- **Valutazione preoperatoria:** identificare i pazienti a rischio.
- **Tecniche chirurgiche ottimali:** utilizzare le migliori pratiche per ridurre al minimo i rischi.
- **Profilassi farmacologica:** uso di antibiotici o anticoagulanti come indicato.
- **Educazione del paziente:** fornire informazioni sui segnali di allarme e sulla mobilitazione precoce.

6. Comunicazione con i pazienti e le loro famiglie
- **Informazioni:** spiegare le potenziali complicazioni e i loro segnali.
- **Coinvolgimento del paziente:** incoraggiare i pazienti a segnalare qualsiasi sintomo insolito.
- **Rassicurazione:** Eviti il panico fornendo informazioni sulle misure adottate per gestire e prevenire le complicazioni.

La gestione delle complicanze post-operatorie richiede una vigilanza costante e un'azione rapida. Una buona preparazione, un intervento chirurgico ottimale, un monitoraggio post-operatorio rigoroso e una comunicazione efficace con il paziente possono contribuire a ridurre l'incidenza e la gravità delle complicanze.

Comunicare con un paziente ansioso

L'intervento chirurgico è una fonte di ansia per molti pazienti, e una buona comunicazione è cruciale per alleviare le loro paure. Comunicare efficacemente con un paziente ansioso richiede non solo competenze cliniche, ma anche una genuina empatia e comprensione umana.

1. Introduzione
   - **Riconoscere l'ansia:** segni fisici, verbali e comportamentali di un paziente ansioso.
   - **Conseguenze dell'ansia:** sul recupero, sull'aderenza al trattamento e sulla soddisfazione del paziente.

2. Ascolto attivo
   - **Principio:** il potere di ascoltare senza interrompere.
   - **Tecniche:** riformulazione, annuire, contatto visivo.
   - **Eviti di giudicare:** Adotti un atteggiamento aperto e non giudicante.

3. Domande aperte
   - **Incoraggiare l'espressione:** permettere ai pazienti di condividere i loro sentimenti e le loro preoccupazioni.
   - **Tecniche:** "Come si sente riguardo a...?", "Cosa la preoccupa di più?".

4. Fornire informazioni
   - **Chiarezza:** utilizzare un linguaggio semplice ed evitare il gergo medico.

- **Onestà:** essere trasparenti sui rischi e sui benefici, senza minimizzare o esagerare.
- **Supporto visivo:** utilizzare opuscoli, diagrammi o video per aiutare a spiegare.

5. Convalidare i sentimenti
- **Empatia:** riconoscere e convalidare le emozioni del paziente senza minimizzarle.
- **Frasi di incoraggiamento:** "È normale sentirsi così", "Molte persone si sentono così".

6. Tecniche di rilassamento
- **Respirazione profonda:** insegnare le tecniche di respirazione per calmare l'ansia.
- **Visualizzazione:** guidare il paziente attraverso scenari tranquillizzanti.
- **Musica o terapia del suono:** offrire opzioni per aiutare il paziente a rilassarsi.

7. Incoraggiare il sostegno
- **Una presenza rassicurante: La** presenza di una persona vicina può alleviare le sue preoccupazioni.
- **Supporto emotivo:** consentire ai parenti di fornire un supporto emotivo durante le consultazioni.

8. Evitare le distrazioni
- **Ambiente tranquillo:** eviti il rumore o le interruzioni durante le conversazioni.
- **Attenzione totale:** concentrarsi interamente sul paziente senza essere distratti da altri compiti.

9. Suggerisce risorse aggiuntive
- **Terapia:** consigliare un consulto con uno psicologo o un terapeuta.
- **Gruppi di sostegno:** rinvio a gruppi di pazienti con esperienze simili.

- **Documentazione:** fornire opuscoli o libri per aiutare i pazienti a comprendere meglio la loro situazione.

Comunicare con un paziente ansioso è un'arte che richiede pazienza, empatia e una comprensione autentica dei bisogni emotivi del paziente. Adottando queste tecniche, gli operatori sanitari possono creare uno spazio sicuro in cui il paziente si senta ascoltato, compreso e sostenuto.

Capitolo 7

SVILUPPO DELLA CARRIERA

Formazione continua e specializzazioni

Nel settore medico, e in particolare nella chirurgia ortopedica, la formazione continua è una parte essenziale per rimanere all'avanguardia dei progressi tecnologici e terapeutici. Consente agli operatori sanitari di acquisire nuove competenze, migliorare la loro esperienza e fornire la migliore assistenza possibile ai loro pazienti.

1. Introduzione
   - **L'importanza della formazione continua:** cambiamenti nelle tecniche, nelle attrezzature e nelle conoscenze.
   - **Benefici:** miglioramento delle competenze, aumento della fiducia professionale, miglioramento della qualità dell'assistenza.

2. Tipi di formazione continua
   - **Corsi e seminari:** sessioni intensive su argomenti specifici, spesso con esperti riconosciuti.
   - **Laboratori pratici:** formazione in laboratorio o su simulatori per perfezionare le tecniche.
   - **Webinar e formazione online:** flessibilità e accesso a risorse da tutto il mondo.
   - **Conferenze e congressi:** Riunioni di professionisti per condividere gli ultimi progressi.

3. Specializzazioni in chirurgia ortopedica
   - **Traumatologia:** trattamento di fratture, lussazioni e altre lesioni traumatiche.
   - **Chirurgia dello sport: trattamento degli** atleti, ricostruzione dei legamenti, artroscopia.
   - **Chirurgia della mano e del polso:** patologie specifiche come il tunnel carpale, la tendinite e le fratture.
   - **Chirurgia vertebrale:** trattamento della scoliosi, dell'ernia del disco e delle malattie degenerative.

- **Chirurgia protesica:** sostituzione dell'articolazione, come la sostituzione dell'anca o del ginocchio.
- **Oncologia ortopedica: gestione dei** tumori ossei.

4. Certificazione e accreditamento
- **Importanza: una** garanzia di qualità e competenza per i pazienti e i colleghi.
- **Processo:** esami, valutazioni pratiche, aggiornamenti regolari.

5. Ricerca e partecipazione accademica
- **Contribuire alla scienza:** partecipare a studi clinici, pubblicare articoli.
- **Collaborazione interdisciplinare:** lavorare con altri specialisti per sviluppare approcci olistici.

6. Sfide di formazione continua
- **Investimento di tempo:** conciliare la pratica clinica e la formazione.
- **Costi:** trovare finanziamenti o sovvenzioni per corsi di formazione specifici.
- **Adattabilità:** incorporare nuovi metodi nella sua pratica regolare.

7. Risorse per la formazione continua
- **Associazioni professionali:** spesso offrono formazione e certificazione ai loro membri.
- **Università e scuole di medicina:** corsi di specializzazione e programmi avanzati.
- **Piattaforme online:** corsi disponibili in qualsiasi momento, spesso con esperti internazionali.

La formazione continua è sia una necessità che un privilegio per i professionisti della chirurgia ortopedica. Offre l'opportunità di evolversi continuamente, di adattarsi alle innovazioni e di garantire un'assistenza ottimale al paziente. La specializzazione, invece, consente di sviluppare ulteriormente le conoscenze e le competenze in aree specifiche, rendendo il chirurgo un esperto riconosciuto nel suo campo.

Ricerca e progressi nella

La chirurgia ortopedica, come la maggior parte delle discipline mediche, è in costante evoluzione. Grazie ai progressi tecnologici, alle scoperte cliniche e alla ricerca costante, la specialità continua a progredire, offrendo soluzioni migliori ai pazienti. Questo capitolo esamina le ultime ricerche e i progressi che stanno dando forma alla chirurgia ortopedica moderna.

1. Introduzione
   - **L'importanza della ricerca:** la necessità di migliorare continuamente l'assistenza ai pazienti.
   - **Fonti di innovazione:** tecnologia, biologia, chimica e persino intelligenza artificiale.

2. I biomateriali
   - **Nuove leghe e ceramiche:** materiali più resistenti, flessibili e biocompatibili per gli impianti.
   - **Nanotecnologia:** materiali progettati su scala nanometrica per migliorare la precisione e la durata.

3. Tecniche chirurgiche innovative
   - **Chirurgia robot-assistita:** utilizzo di robot per aumentare la precisione delle operazioni.
   - **Stampa 3D:** creazione di modelli ossei personalizzati e di protesi su misura.
   - **Navigazione chirurgica:** uso di immagini in tempo reale per guidare l'intervento.

4. Terapie cellulari e rigenerative
- **Terapia con cellule staminali:** uso di cellule staminali per rigenerare o sostituire il tessuto osseo danneggiato.
- **Ingegneria tissutale:** creazione di tessuti in laboratorio per il trapianto.

5. Biologia molecolare e genetica
- **Terapia genica:** trattare le malattie genetiche delle ossa alla fonte.
- **Trattamento personalizzato: Una** cura basata sul profilo genetico del paziente, per una maggiore efficacia.

6. Intelligenza artificiale e big data
- **Diagnosi assistita dall'AI:** utilizzare l'intelligenza artificiale per diagnosticare e prevedere le complicanze.
- **Ottimizzazione del trattamento:** Analisi di dati enormi per identificare i migliori approcci terapeutici.

7. Riabilitazione e cura post-operatoria
- **Tecnologie indossabili:** dispositivi che monitorano la guarigione e aiutano la riabilitazione.
- **Realtà virtuale:** utilizzo nella terapia fisica e nella gestione del dolore.

8. Formazione e istruzione
- **Simulatori:** consentire ai chirurghi di allenarsi in un ambiente virtuale.
- **Realtà aumentata:** sovrapposizione di informazioni o immagini virtuali durante l'intervento chirurgico per aiutare i chirurghi.

9. Questioni etiche e normative
- **Consenso informato:** con tecniche più complesse, come possiamo garantire che i pazienti comprendano i rischi e i benefici?
- **Accesso all'innovazione:** come rendere le nuove tecnologie accessibili a tutti?

La convergenza dei progressi tecnologici, biologici e informatici promette una nuova era per la chirurgia ortopedica. È essenziale che i professionisti rimangano informati e adattino la loro pratica a questi progressi, per offrire il meglio ai loro pazienti. La ricerca continua ad essere il faro che illumina la strada verso un futuro più luminoso ed efficiente in ortopedia.

Opportunità di carriera all'estero e all'interno di varie istituzioni

Il mondo medico, in particolare quello della chirurgia ortopedica, è vasto e non è limitato a un solo Paese o istituzione. Per un professionista che desidera migliorare la propria carriera, ci sono una moltitudine di opportunità in tutto il mondo. Questo capitolo esplora le vie disponibili all'estero e presso varie istituzioni, e fa luce su come cogliere queste opportunità.

1. Introduzione
- **Il mondo globalizzato della medicina:** capire il valore dell'esperienza internazionale.
- **Vantaggi di una carriera diversificata:** ampliamento delle competenze, accesso a diverse tecnologie, immersione in altre culture mediche.

2. Lavorare all'estero
- **Ospedali universitari:** strutture di formazione e ricerca all'avanguardia.

- **Istituzioni private** : Cliniche rinomate che offrono una tecnologia all'avanguardia.
- **ONG e missioni umanitarie:** portare la nostra esperienza dove è più necessaria.
- **Elementi da considerare:** riconoscimento delle qualifiche, condizioni di lavoro, aspetti culturali.

3. Cariche accademiche all'estero
- **Insegnamento** : Condividere le conoscenze con gli studenti e gli specializzandi.
- **Ricerca:** collaborazione con studi internazionali, accesso ad attrezzature e tecnologie avanzate.
- **Pubblicazioni** : Avere una portata internazionale pubblicando su riviste riconosciute a livello internazionale.

4. Lavorare in istituti specializzati
- **Centri di riabilitazione:** Focus sulla riabilitazione dopo l'intervento chirurgico.
- **Centri sportivi:** lavorare con gli atleti, capire le lesioni legate allo sport.
- **Istituti per anziani:** specializzati in condizioni ortopediche legate all'età.

5. Cooperazione internazionale
- **Scambi professionali:** programmi di scambio che le permettono di sperimentare la medicina in un altro Paese.
- **Partnership di ricerca:** collaborare con altre istituzioni per condurre studi su larga scala.

6. Considerazioni pratiche
- **Riconoscimento delle qualifiche: Si assicuri che la** sua formazione e le sue competenze siano riconosciute all'estero.
- **Adattamento culturale:** comprendere le differenze culturali nell'assistenza sanitaria.

- **Lingua: la** conoscenza della lingua locale può essere essenziale, soprattutto quando interagisce con i pazienti.

7. Vantaggi personali e professionali
- **Sviluppo personale:** scoprire nuove culture e modi di vita.
- **Sviluppo professionale:** imparare nuove tecniche, approcci e filosofie mediche.
- **Ampliare la sua rete professionale:** creare legami con colleghi e istituzioni in tutto il mondo.

Aprirsi alle opportunità di carriera all'estero e in istituzioni diverse può arricchire notevolmente la carriera in chirurgia ortopedica. Non solo le consente di acquisire nuove competenze e conoscenze, ma le offre anche una prospettiva più ampia sulla medicina mondiale, apportando al contempo un contributo personale e professionale al suo sviluppo come professionista.

Capitolo 8

IL QUADRO LEGALE ED ETICO

Le responsabilità legali dell'infermiere di chirurgia ortopedica

L'infermiere di chirurgia ortopedica è un professionista sanitario che svolge un ruolo essenziale nel team medico. Oltre alle sue responsabilità cliniche, deve anche essere consapevole delle sue responsabilità legali. Questo capitolo esamina gli obblighi legali specifici a cui l'infermiere è soggetto nel contesto della chirurgia ortopedica.

1. Introduzione
- **L'importanza di conoscere le proprie responsabilità:** proteggere il paziente, l'équipe medica e se stessi.
- **Cambiamenti nel quadro giuridico:** comprendere che le leggi e i regolamenti cambiano nel tempo.

2. Consenso informato
- **L'importanza del consenso:** assicurarsi che il paziente comprenda la procedura, i rischi e i benefici.
- **Il ruolo dell'infermiere:** informare, educare e ottenere il consenso firmato.

3. La riservatezza
- **Leggi sulla protezione dei dati:** garantire la riservatezza delle informazioni mediche.
- **Divulgazione di informazioni:** sapere quando e a chi divulgare le informazioni e in quali circostanze.

4. Somministrazione di farmaci
- **Buona pratica:** seguire le linee guida per il dosaggio, gli orari e le vie di somministrazione.
- **Segnalazione degli incidenti:** Protocolli da seguire in caso di errore terapeutico.

5. Diritti dei pazienti
- **Rispetto della dignità:** trattamento etico e rispettoso di tutti i pazienti.
- **Diritti sulle decisioni mediche:** comprendere il diritto dei pazienti di accettare o rifiutare le cure.

6. Responsabilità professionale
- **Standard di assistenza:** fornire assistenza in conformità con gli standard professionali stabiliti.
- **Segnalazione di eventi avversi:** protocolli per la segnalazione di errori o incidenti.
- **Protezione legale:** l'importanza dell'assicurazione di responsabilità civile professionale.

7. Collaborazione interprofessionale
- **Lavorare in squadra:** conoscere e rispettare le competenze e le responsabilità di ciascun membro del team.
- **Comunicazione:** garantire una comunicazione chiara e precisa per evitare errori medici.

8. Educazione e formazione continua
- **Obbligo di formazione:** mantenere le competenze aggiornate in conformità alle norme professionali.
- **Certificazioni :** Consegua le certificazioni necessarie, in particolare nelle specialità.

9. Questioni etiche
- **Conflitti di interesse:** essere consapevoli delle situazioni che potrebbero compromettere l'etica professionale.
- **Ricerca clinica:** rispettare i protocolli e i diritti dei pazienti quando partecipano a studi clinici.

La chirurgia ortopedica, come altri settori medici, è soggetta a un rigido quadro legale. Gli infermieri devono essere diligenti, informati e prudenti per garantire la sicurezza del paziente, proteggendo al contempo la propria responsabilità. Una solida comprensione delle responsabilità legali è essenziale per fornire un'assistenza eccezionale ed evitare complicazioni legali.

Gestione del consenso

La gestione del consenso è uno degli aspetti più critici della pratica medica. Nella chirurgia ortopedica, dove gli interventi possono essere invasivi e comportare dei rischi, ottenere il consenso informato non è solo un obbligo legale, ma anche un pilastro etico. Questo capitolo esamina le dinamiche e l'importanza della gestione del consenso in chirurgia ortopedica.

1. Introduzione
   - Che cos'è il consenso informato? Definizione e portata del concetto.
   - **Perché è fondamentale?** Comprendere le implicazioni etiche, legali e mediche.

2. Principi fondamentali del consenso informato
   - **Informazioni:** presentazione completa e comprensibile della procedura, dei rischi, dei benefici e delle alternative.
   - **Comprensione:** assicurarsi che il paziente abbia veramente compreso tutte le informazioni fornite.
   - **Volontà: il** consenso deve essere dato liberamente, senza coercizione o pressione.

3. Il ruolo dell'infermiere nel processo di consenso
   - **Educatore:** spiegare i dettagli dell'assistenza e degli interventi in modo accessibile.
   - **Intermediario:** facilita la comunicazione tra il chirurgo e il paziente.

- **Testimone:** osserva il rilascio del consenso e si assicura che il processo sia etico.

4. Informare il paziente
- **Dettagli della procedura:** cosa accadrà esattamente? Quali sono le fasi coinvolte?
- **Rischi e ricompense:** probabilità e implicazioni dei possibili risultati, buoni o cattivi.
- **Alternative:** altre opzioni disponibili, tra cui non fare nulla.

5. Valutazione della capacità di dare il consenso
- **Valutazione cognitiva:** il paziente è in grado di capire?
- **Fattori che influenzano la capacità:** farmaci, stato mentale, stanchezza, ecc.
- **Minori e tutori legali:** chi può dare il consenso?

6. Documentazione
- **Registri dei consensi:** assicurarsi che tutti i moduli siano compilati correttamente e archiviati.
- **Aggiornamenti :** Se il piano di trattamento cambia, come faccio ad aggiornare il consenso?

7. Rifiuto del trattamento
- **Diritti del paziente:** rispettare la scelta del paziente, anche se va contro le raccomandazioni mediche.
- **Consigliare ma non costringere:** informare sulle possibili conseguenze di un rifiuto, ma rispettare la decisione finale del paziente.

8. Casi speciali
- **Emergenze mediche:** quando è possibile intervenire senza consenso preventivo?
- **Pazienti non-competenti:** Cosa si deve fare se il paziente è incosciente o mentalmente incapace di dare il proprio consenso?

9. Complicazioni e controversie
- **Consenso insufficiente:** Conseguenze legali ed etiche.
- **Esiti negativi:** come il consenso influisce sulla responsabilità in caso di complicazioni o esiti indesiderati.

La gestione del consenso non è solo una formalità amministrativa. È un processo continuo che protegge i diritti del paziente e guida gli operatori sanitari nel labirinto etico e legale della chirurgia ortopedica. Prestando costante attenzione alla qualità del consenso, gli infermieri svolgono un ruolo centrale nel garantire un trattamento rispettoso ed etico.

Dilemmi etici comuni

La pratica medica, in particolare in un campo complesso come la chirurgia ortopedica, è piena di situazioni che presentano sfide etiche. I dilemmi etici sorgono quando i principi morali o gli obblighi professionali entrano in conflitto, costringendo i curanti a prendere decisioni difficili. Questo capitolo esplora i dilemmi etici comunemente incontrati dagli infermieri in chirurgia ortopedica e offre spunti per navigare in queste zone grigie.

1. Introduzione
- **Che cos'è un dilemma etico?** Definizione e caratteristiche principali.
- **L'importanza dell'etica nella chirurgia ortopedica:** perché questi dilemmi sono così diffusi e importanti?

2. Consenso informato incompleto o distorto
- **Pressione temporale e consenso:** Quando il tempo è fondamentale, come si può garantire un consenso completo?

- **Pregiudizio dell'informazione**: come possiamo evitare di enfatizzare eccessivamente i benefici minimizzando i rischi?

3. Gestione della fine della vita e delle cure palliative
   - **Interventi aggressivi contro la qualità della vita**: quando è il momento di porre fine agli interventi e concentrarsi sul comfort?
   - **I desideri del paziente rispetto alle raccomandazioni mediche**: cosa si deve fare quando un paziente rifiuta un'operazione che potrebbe migliorare la sua qualità di vita?

4. Gestione degli errori medici
   - **Divulgazione alla famiglia e al paziente**: quando, come e cosa dire dopo un errore?
   - **Conflitto tra la protezione della reputazione professionale e l'onestà**: come si possono conciliare queste due preoccupazioni?

5. Rapporti con l'industria
   - **Accettazione di doni o benefici**: dove si traccia il confine tra un beneficio legittimo e un conflitto di interessi?
   - **Raccomandazione di impianti specifici**: come possiamo gestire le influenze esterne mettendo al primo posto gli interessi del paziente?

6. Allocazione di risorse limitate
   - **Dare priorità ai pazienti**: Come si decide chi viene operato per primo quando le risorse sono limitate?
   - **Trattamento costoso contro efficacia**: cosa fare quando un trattamento più costoso offre solo un beneficio marginale?

7. Relazioni con i colleghi

- **Disaccordo sulla cura del paziente**: come gestisce un disaccordo con un chirurgo o un altro membro dell'équipe medica?
- **Problemi con le prestazioni di un collega**: cosa deve fare quando un collega non sembra fornire un'assistenza di qualità?

8. Cultura e diversità

- **Rispetto delle credenze religiose e culturali**: come si possono rispettare i desideri del paziente quando sono in conflitto con le raccomandazioni mediche?
- **Barriere linguistiche**: come garantire una comunicazione adeguata quando il paziente non parla la stessa lingua?

La gestione dei dilemmi etici richiede non solo una solida formazione etica, ma anche una riflessione personale, una comunicazione aperta e, talvolta, la consultazione di un comitato etico. In definitiva, ogni professionista della chirurgia ortopedica deve cercare di porre l'interesse del paziente al centro di tutte le sue decisioni, anche nelle situazioni più difficili.

Diritti del paziente e difesa dei diritti del paziente

Il rispetto dei diritti dei pazienti è una parte fondamentale della pratica medica. Nella chirurgia ortopedica, dove i pazienti sono spesso vulnerabili a causa del dolore, della disabilità o dell'ansia per l'intervento imminente, il ruolo dell'infermiere come difensore del paziente è di importanza cruciale. Questo capitolo esplora i diritti fondamentali dei pazienti e come gli infermieri possono difenderli.

1. Introduzione
   - **Che cos'è l'advocacy?** Definizione e implicazioni per il ruolo dell'infermiere.
   - **Perché è fondamentale?** L'importanza di difendere i diritti e il benessere dei pazienti.

2. I diritti fondamentali del paziente
   - **Diritto all'informazione**: i pazienti devono essere pienamente informati sulla loro condizione, sulle opzioni di trattamento, sui rischi e sui benefici.
   - **Diritto al consenso informato**: nessun intervento deve essere effettuato senza il consenso esplicito del paziente.
   - **Diritto al rispetto e alla dignità**: ogni paziente merita di essere trattato con rispetto, indipendentemente dalla sua origine, dal suo status o dalla sua condizione medica.
   - **Diritto alla riservatezza**: le informazioni del paziente devono essere protette e possono essere condivise solo con il consenso del paziente.

3. L'infermiere come difensore del paziente
   - **Ascolto attivo**: comprendere le preoccupazioni, i desideri e le esigenze del paziente.
   - **Difesa del benessere del paziente**: garantire che i pazienti ricevano la migliore assistenza possibile e che i loro diritti siano rispettati.
   - **Mediazione tra il paziente e l'équipe medica**: facilitare la comunicazione e risolvere eventuali conflitti o incomprensioni.

4. Casi in cui il patrocinio è particolarmente critico
   - **Pazienti non-competenti**: Quando i pazienti non sono in grado di prendere decisioni informate, come si possono garantire i loro diritti?

- **Situazioni di fine vita**: garantire il rispetto dei desideri del paziente in materia di cure palliative, rianimazione, ecc.
- **Questioni culturali o religiose**: adattare l'assistenza per rispettare le credenze e le tradizioni del paziente.

5. Sfide di advocacy
- **Dilemmi etici**: cosa fare quando i desideri del paziente sono in conflitto con le direttive mediche?
- **Pressione istituzionale**: come si possono difendere i diritti dei pazienti di fronte alla pressione amministrativa o economica?

6. Il ruolo delle associazioni di pazienti
- **Supporto e risorse**: come le associazioni possono aiutare i pazienti a conoscere e difendere i loro diritti.
- **Lavorare con gli operatori sanitari**: collaborare per migliorare la qualità dell'assistenza.

Il ruolo dell'infermiere non si limita a fornire assistenza medica, ma implica anche la difesa dei diritti e del benessere di ogni paziente. Stando al fianco dei pazienti e mettendo i loro interessi al primo posto, gli infermieri assicurano non solo la qualità dell'assistenza, ma anche il rispetto, la dignità e l'autonomia di coloro che servono.

Capitolo 9

TECNOLOGIA E INNOVAZIONE

L'uso della robotica
in chirurgia ortopedica

La robotica medica è uno dei progressi tecnologici più importanti degli ultimi decenni. Nel campo della chirurgia ortopedica, promette di migliorare la precisione, di ridurre le complicazioni e di offrire migliori risultati post-operatori ai pazienti. Questo capitolo approfondisce l'affascinante mondo della robotica ortopedica, le sue applicazioni attuali e il suo potenziale per il futuro.

1. Introduzione
   - Che cos'è la robotica nella chirurgia ortopedica?
   - **Origini ed evoluzione della robotica medica**: dalla prima assistenza chirurgica alla tecnologia avanzata di oggi.

2. Vantaggi della robotica nella chirurgia ortopedica
   - **Maggiore precisione**: come la robotica migliora la precisione dei tagli e dei posizionamenti.
   - **Riduzione degli errori**: ridurre il rischio di errore umano.
   - **Tempi di recupero più brevi**: incisioni più piccole e interventi più mirati significano una guarigione più rapida.
   - **Migliori risultati clinici**: un miglior posizionamento delle protesi e una chirurgia più precisa possono prolungare la vita degli impianti e ridurre le complicanze.

3. Applicazioni attuali della robotica nella chirurgia ortopedica
   - **Artroplastica del ginocchio e dell'anca**: uso della robotica per un posizionamento ottimale dell'impianto.
   - **Chirurgia spinale**: guide robotiche per una maggiore precisione nella fissazione spinale.

- **Traumatologia**: uso della robotica per assistere la riparazione di fratture complesse.

4. Il ruolo dell'infermiere nella chirurgia robotica
   - **Preparazione del robot**: configurazione, calibrazione e test prima dell'intervento.
   - **Assistenza durante l'operazione**: collaborare con il chirurgo per garantire un uso efficace del robot.
   - **Assistenza post-operatoria**: comprendere le particolarità del recupero dopo la chirurgia robotica.

5. Sfide e preoccupazioni relative alla robotica
   - **Costi elevati**: investimenti necessari per acquisire e mantenere la tecnologia robotica.
   - **Formazione dei professionisti**: i chirurghi e il team medico devono essere formati su questa nuova tecnologia.
   - **Questioni etiche**: chi è responsabile in caso di complicazioni: il chirurgo, il robot o il produttore?

6. Il futuro della robotica nella chirurgia ortopedica
   - **Innovazioni attuali**: tecnologie emergenti e loro implicazioni per la chirurgia.
   - **Chirurgia a distanza**: la possibilità di effettuare operazioni a chilometri di distanza grazie alla robotica.
   - **Integrazione dell'intelligenza artificiale**: l'uso dell'AI per migliorare le capacità diagnostiche e operative dei robot.

La robotica nella chirurgia ortopedica rappresenta una rivoluzione che sta ridefinendo il modo in cui vengono eseguite le operazioni. Sebbene questa tecnologia offra molti vantaggi, pone anche delle sfide. L'infermiere, in quanto membro essenziale del team chirurgico, deve essere ben informato e preparato a lavorare con queste innovazioni, garantendo la migliore assistenza possibile ai pazienti.

I progressi nell'imaging medico

L'imaging medico è uno dei pilastri della diagnosi medica moderna. Nel corso degli anni, importanti progressi tecnologici hanno permesso di migliorare l'accuratezza diagnostica, accelerare il processo decisionale clinico e ottimizzare la gestione del paziente. Questo capitolo esplora l'evoluzione dell'imaging medico, dai raggi X convenzionali alle tecnologie all'avanguardia di oggi.

1. Introduzione
   * Definizione di imaging medico
   * Importanza della diagnostica per immagini nella diagnosi e nel trattamento

2. Storia dell'imaging medico
   * **Radiografia**: scoperta dei raggi X e prima applicazione in medicina.
   * **Tomografia computerizzata (TC)**: evoluzione verso l'imaging trasversale.
   * **Risonanza magnetica (RM)**: utilizzo di campi magnetici per visualizzare le strutture interne.

3. Recenti progressi nell'imaging
   * **Risonanza magnetica funzionale (fMRI)**: misurazione dell'attività cerebrale e mappatura del cervello.
   * **Ecografia 3D e 4D**: visualizzazione in tempo reale delle strutture interne in tre dimensioni.
   * **Tomografia a emissione di positroni (PET)**: rilevamento delle alterazioni metaboliche legate a varie malattie, tra cui il cancro.
   * **Mammografia digitale**: miglioramento del rilevamento delle lesioni mammarie.

4. Imaging interventistico
- **Angiografia**: visualizzazione dei vasi sanguigni per diagnosticare e trattare le anomalie vascolari.
- **Biopsia guidata dalle immagini**: prelievo preciso del tessuto grazie alla guida delle immagini.
- **Termoablazione**: utilizzare il calore per distruggere i tumori sotto guida di immagini.

5. Implicazioni per gli operatori sanitari
- **Formazione**: la necessità di una formazione continua a fronte di tecnologie in rapida evoluzione.
- **Il ruolo dell'infermiere**: preparazione del paziente, assistenza durante gli esami e cura post-esame.

6. Sfide associate ai progressi dell'imaging medico
- **Costi**: Investimento in attrezzature all'avanguardia e formazione associata.
- **Rischi legati all'esposizione**: gestione dei vincoli legati alle radiazioni e ai campi magnetici.
- **Interpretazione delle immagini**: la crescente complessità delle immagini generate richiede competenze specialistiche.

7. Il futuro dell'imaging medico
- **Fusione di immagini**: combinazione di diverse modalità di imaging per una visualizzazione completa.
- **Intelligenza artificiale**: assistenza nell'interpretazione delle immagini e nel rilevamento precoce delle anomalie.
- **Nano-imaging**: esplorazione su scala molecolare per una comprensione più approfondita delle malattie.

I progressi nell'imaging medico hanno trasformato profondamente il panorama della medicina moderna. La capacità di osservare il corpo umano con tale precisione e profondità non solo ha rivoluzionato la diagnosi, ma ha anche aperto le porte a interventi medici più mirati e meno invasivi. Di fronte a queste innovazioni, gli operatori sanitari, compresi gli infermieri, devono continuare a formarsi e ad adattarsi per offrire la migliore assistenza possibile.

La telemedicina e il suo ruolo nel follow-up post-operatorio

La telemedicina, una forma di assistenza medica a distanza basata sulle tecnologie digitali, sta crescendo in modo esponenziale. Nel contesto post-operatorio, questo approccio offre notevoli vantaggi sia per gli operatori sanitari che per i pazienti. Questo capitolo analizza come la telemedicina stia rivoluzionando l'assistenza post-operatoria.

1. Introduzione
   • Definizione di telemedicina
   • Storia della telemedicina e sviluppi tecnologici

2. I vantaggi della telemedicina nell'assistenza post-operatoria
   • **Accesso più facile alle cure**: i pazienti possono evitare di viaggiare, il che è particolarmente vantaggioso per chi ha limitazioni fisiche o vive in aree remote.
   • **Riduzione dei costi**: meno consultazioni fisiche, il che significa minori costi di trasporto e minori tempi di attesa.
   • **Monitoraggio in tempo reale**: le condizioni del paziente possono essere monitorate regolarmente, consentendo un intervento precoce in caso di complicazioni.

3. Modalità di telemedicina post-operatoria
- **Consultazioni video**: colloqui virtuali tra l'operatore sanitario e il paziente.
- **Telemonitoraggio**: uso di dispositivi per monitorare a distanza i segni vitali o altri parametri sanitari.
- **Applicazioni mobili e piattaforme di monitoraggio**: strumenti che consentono ai pazienti di monitorare il loro recupero, documentare i sintomi o porre domande.

4. Il ruolo dell'infermiere nella telemedicina post-operatoria
- **Educazione**: insegnare ai pazienti come utilizzare gli strumenti di telemedicina.
- **Monitoraggio remoto**: monitorare i progressi del paziente, rispondere alle sue preoccupazioni e segnalare al medico eventuali anomalie.
- **Gestione del dolore**: consigli a distanza sull'assunzione di farmaci e sulle tecniche per alleviare il dolore.

5. Sfide associate alla telemedicina
- **Apparecchiature e connettività**: si assicuri che tutti i pazienti abbiano accesso a un'apparecchiatura affidabile e a una connessione a Internet.
- **Formazione**: garantire che il personale sia adeguatamente formato per utilizzare gli strumenti di telemedicina.
- **Riservatezza e sicurezza dei dati**: Proteggere le informazioni sensibili dei pazienti.

6. Prospettive future
- **Integrazione dell'intelligenza artificiale**: sistemi intelligenti per valutare i dati del paziente e fornire raccomandazioni.
- **Indossabili connessi**: dispositivi indossabili che monitorano continuamente i parametri vitali e altri dati rilevanti.

- **Espansione geografica**: utilizzare la telemedicina per fornire assistenza specialistica in aree remote o poco servite.

La telemedicina nel follow-up post-operatorio rappresenta un importante passo avanti nella modernizzazione e nel miglioramento della continuità delle cure. Permette di garantire un follow-up regolare, di rispondere rapidamente alle esigenze dei pazienti e di ridurre i costi e i vincoli associati all'assistenza tradizionale. Anche se rimangono delle sfide, la telemedicina è senza dubbio il futuro del monitoraggio medico.

Il futuro della tecnologia ortopedica

L'ortopedia è uno dei campi medici che ha beneficiato maggiormente dei progressi tecnologici. Dalla diagnosi alla chirurgia e alla riabilitazione, l'integrazione delle nuove tecnologie preannuncia una profonda trasformazione dell'assistenza ortopedica. Questo capitolo esamina le prospettive future della tecnologia nel settore ortopedico.

1. Introduzione
   - Riepilogo dei recenti progressi tecnologici
   - L'importanza dell'innovazione in ortopedia

2. Diagnostica avanzata
   - **Imaging ad alta risoluzione**: tecniche come la tomografia ad emissione di positroni e la risonanza magnetica quantistica.
   - **Biomarcatori**: utilizzare i biomarcatori per prevedere la progressione di malattie degenerative come l'osteoartrite.

3. Miglioramenti chirurgici
- **Robotica**: assistenza robotica per aumentare la precisione durante le operazioni.
- **Chirurgia assistita dal computer**: pianificazione preoperatoria per interventi più precisi.
- **Tecnologie di stampa 3D**: personalizzazione di impianti e protesi.

4. Terapie e trattamenti rivoluzionari
- **Biologia rigenerativa:** terapie cellulari e uso di cellule staminali per riparare i tessuti danneggiati.
- **Le terapie geniche**: colpire le cause genetiche alla base delle malattie ortopediche.

5. Strutture di riabilitazione e assistenza
- **Esoscheletri** : Dispositivi di assistenza per aiutare le persone a camminare o a sollevare pesi.
- **Tecnologie di realtà virtuale e aumentata**: utilizzate nella riabilitazione per simulare ambienti o scenari di esercizio.

6. Tecnologie assistenziali integrate
- **Applicazioni di telemedicina e follow-up**: monitoraggio dei pazienti dopo un intervento chirurgico, facilitazione della comunicazione e dell'educazione.
- Dispositivi **medici portatili**: dispositivi che monitorano continuamente i parametri vitali e i progressi della riabilitazione.

7. Istruzione e formazione attraverso la tecnologia
- **Simulatori chirurgici**: consentire ai chirurghi di allenarsi in un ambiente virtuale.
- **Corsi online e piattaforme di formazione**: formazione continua per gli operatori sanitari.

8. Sfide e preoccupazioni
- **Sicurezza e affidabilità**: garantire che le nuove tecnologie siano sicure ed efficaci.
- **Etica e consenso**: garantire che i pazienti comprendano le implicazioni dei nuovi interventi.
- **Costo e accessibilità**: rendere le innovazioni tecnologiche accessibili a tutti.

Il futuro dell'ortopedia è indissolubilmente legato ai progressi tecnologici. Poiché i confini tra medicina e tecnologia diventano sempre più labili, il settore ortopedico è destinato a subire una trasformazione senza precedenti, offrendo nuove possibilità di trattamento e migliorando la qualità di vita dei pazienti.

Capitolo 10

GESTIONE DELLE EMERGENZE

Complicazioni intraoperatorie

La chirurgia ortopedica, come tutte le procedure mediche invasive, presenta dei rischi potenziali per i pazienti. Le complicazioni intraoperatorie sono incidenti o eventi avversi che si verificano durante l'operazione stessa. Il loro riconoscimento precoce, la prevenzione e la gestione efficace sono essenziali per garantire la sicurezza del paziente e il successo dell'intervento.

1. Introduzione
   - Definizione delle complicazioni intraoperatorie
   - Fattori che contribuiscono alle complicazioni

2. Tipi comuni di complicazioni
   - Lesioni alle strutture vicine:
       - Lesioni nervose: neuroprassia, assonotmesi.
       - Lesioni vascolari: emorragia, trombosi.
       - Lesioni dei tessuti molli: muscoli, tendini, legamenti.
   - Complicazioni associate all'inserimento di impianti:
       - Posizionamento errato di un impianto.
       - Reazioni allergiche ai materiali implantari.
   - Complicazioni ossee:
       - Fratture iatrogene: fratture causate dalla procedura chirurgica stessa.
       - Perdita o danno osseo.
   - Problemi di anestesia:
       - Reazioni allergiche.
       - Problemi respiratori o cardiaci.
       - Tossicità locale dovuta agli agenti anestetici.

3. Prevenire le complicazioni
   - Pianificazione preoperatoria dettagliata:
       - Completare la valutazione del paziente.
       - Selezione appropriata di impianti e attrezzature.

- Formazione e competenza dell'équipe chirurgica:
    - Mantenere le competenze attraverso una formazione continua.
    - Lavoro di squadra: comunicazione efficace tra chirurgo, anestesista, infermiere e altri membri del team.
- Tecniche chirurgiche appropriate:
    - Uso di guide chirurgiche.
    - Tecniche minimamente invasive per ridurre il trauma.

4. Gestione delle complicazioni
- **Riconoscimento precoce**: monitoraggio del paziente, avvisi visivi e acustici, osservazione diretta.
- **Comunicazione efficace**: informare rapidamente tutti i membri del team delle potenziali complicazioni.
- **Intervento immediato**: può comportare modifiche alla procedura, interventi aggiuntivi o l'interruzione dell'operazione.
- **Monitoraggio post-operatorio rigoroso**: alcuni effetti di una complicazione possono non essere evidenti fino a dopo l'intervento.

Le complicanze intraoperatorie nella chirurgia ortopedica possono essere gravi, ma con una formazione adeguata, una preparazione accurata, un riconoscimento tempestivo e un intervento efficace, la maggior parte può essere evitata o gestita con successo. La sicurezza del paziente è la priorità assoluta, e una conoscenza approfondita di queste complicanze è essenziale per ogni professionista che lavora nel campo dell'ortopedia.

Intervento in caso di trauma grave (incidenti, cadute)

I traumi gravi, dovuti a incidenti stradali, cadute dall'alto o altri incidenti, spesso richiedono interventi ortopedici d'emergenza per trattare fratture, lussazioni e altre lesioni muscoloscheletriche. La rapidità dell'intervento, l'esperienza dell'équipe medica e la qualità dell'assistenza fornita sono fondamentali per garantire il miglior esito possibile per i pazienti.

1. Valutazione iniziale e triage
   - Valutazione primaria :
     - Valutazione delle vie aeree, della respirazione e della circolazione.
     - Valutazione neurologica: valutazione dello stato di coscienza, delle pupille e dei riflessi.
   - Valutazione secondaria :
     - Palpazione e ispezione per rilevare deformità o gonfiori.
     - Radiografie o risonanza magnetica (RM) per confermare la diagnosi.

2. Tipi comuni di trauma ortopedico
   - Fratture :
     - Fratture aperte: quando la pelle è rotta.
     - Fratture chiuse: nessuna lesione cutanea apparente.
     - Fratture comminute: quando l'osso è frammentato.
   - **Lussazione:** spostamento anomalo delle estremità ossee di un'articolazione.
   - **Schiacciamento:** spesso osservato negli incidenti industriali o stradali.
   - **Lesioni dei tessuti molli**: contusioni, stiramenti, strappi.

3. Principi generali di assistenza
- **Stabilizzazione**: immobilizzazione dell'area lesionata per evitare ulteriori lesioni.
- **Riduzione:** riassetto manuale o chirurgico di ossa o articolazioni.
- **Intervento chirurgico**: se necessario, per fissare le fratture con placche, viti o barre.

4. Interventi specifici a seconda del tipo di trauma
- Incidenti stradali :
    - Fratture multiple.
    - Trauma associato (toracico, addominale, cranico).
    - Gestione multidisciplinare con altri specialisti.
- Cadute dall'alto :
    - Fratture della colonna vertebrale, del bacino o degli arti.
    - Valutazione del rischio di lesioni al midollo spinale.
- Incidenti sportivi :
    - Rottura del legamento.
    - Fratture da fatica.

5. Riabilitazione post-trauma
- **Fisioterapia**: per recuperare la mobilità e la forza.
- **Supporto psicologico**: affrontare il trauma emotivo associato all'incidente.
- **Ortesi e ausili per la mobilità**: stampelle, sedie a rotelle, stecche.

6. Potenziali complicazioni
- **Complicazioni immediate**: Emorragia, embolia grassa.
- **Complicazioni a medio termine**: infezioni, mancata unione o pseudartrosi.
- **Complicazioni a lungo termine**: osteoartrite post-traumatica, rigidità articolare.

In caso di trauma grave che richiede un intervento chirurgico ortopedico, è essenziale un'assistenza rapida, efficace e coordinata. Il periodo successivo all'intervento è altrettanto cruciale, dove la riabilitazione e il monitoraggio regolare assicurano un ritorno ottimale alla funzione e alla qualità della vita.

Segnali di avvertimento
una complicazione grave

Le complicazioni a seguito di un intervento di chirurgia ortopedica possono variare da benigne a gravi. Per garantire che le complicazioni potenzialmente fatali siano affrontate in modo rapido ed efficace, è essenziale che gli infermieri, i medici e il paziente stesso siano ben informati sui segnali d'allarme a cui prestare attenzione.

1. Complicazioni cardiovascolari
    - Trombosi venosa profonda (TVP) :
    - Gonfiore improvviso di un arto.
    - Dolore o tensione, soprattutto alla palpazione.
    - Arrossamento o scolorimento della pelle.
    - Embolia polmonare :
    - Improvvisa mancanza di respiro.
    - Dolore al petto, che peggiora durante l'ispirazione.
    - Frequenza cardiaca rapida.
    - Tosse con o senza sangue.

2. Complicazioni infettive
    - Infezione del sito chirurgico :
        - Aumento del rossore, del calore e del gonfiore intorno alla ferita.
        - Scarico purulento.
        - Febbre e brividi.

- Setticemia :
  - Febbre alta.
  - Tachicardia.
  - Ipotensione.
  - Confusione o alterazione della coscienza.

3. Complicazioni neurologiche
  - Danni ai nervi :
  - Debolezza o paralisi di un arto.
  - Intorpidimento o perdita di sensibilità.
  - Dolore bruciante o scosse elettriche.
  - Sindrome di Lodge :
  - Dolore intenso che non migliora con i farmaci.
  - Sensazione di tensione o pienezza nell'arto interessato.
  - Intorpidimento o perdita di sensibilità.
  - Debolezza o paralisi.

4. Complicazioni respiratorie
  - **Atelettasia** (collasso degli alveoli polmonari) :
    - Respiro corto.
    - Aumento della frequenza respiratoria.
    - Dolore al petto.
  - Polmonite post-operatoria :
    - Febbre.
    - Tosse produttiva con espettorato purulento.
    - Dolore al petto.

5. Complicazioni associate ai materiali impiantati
  - Allentamento di una protesi :
  - Dolore improvviso e intenso.
  - Instabilità dell'articolazione.
  - Reazione allergica ai materiali :
  - Eruzione cutanea.
  - Gonfiore.
  - Prurito intenso.

6. Complicazioni legate all'anestesia
- Tossicità locale degli anestetici :
- Intorpidimento intorno alla bocca.
- Ronzio nelle orecchie.
- Gusto metallico.
- Tremori o convulsioni.

Riconoscere i segnali d'allarme di una complicazione grave è fondamentale per intervenire rapidamente e prevenire i postumi o gli esiti fatali. Una comunicazione aperta tra il paziente e l'équipe sanitaria assicura un follow-up efficace e una rassicurazione durante la convalescenza del paziente.

Protocolli di emergenza

Nella chirurgia ortopedica, come in altri campi medici, le emergenze possono verificarsi prima, durante o dopo un intervento. Gli infermieri svolgono un ruolo chiave nell'identificare, valutare e rispondere rapidamente a queste situazioni. La familiarità con i protocolli di emergenza è quindi essenziale per garantire la sicurezza e il benessere del paziente.

1. Emorragia
- Riconoscimento:
- Sanguinamento abbondante o persistente dal sito chirurgico.
- Segni di shock: pallore, tachicardia, ipotensione, sudorazione fredda.
- Discorso:
- Applichi una pressione diretta sull'area sanguinante.
- Sollevi l'arto (se applicabile).
- Informi immediatamente il chirurgo.

- Preparazione per una possibile trasfusione di sangue.

2. Embolia polmonare
- Riconoscimento:
- Dolore toracico improvviso.
- Respiro corto.
- Tachicardia.
- Tosse con emottisi (presenza di sangue).
- Discorso:
- Posizionare il paziente in posizione semi-seduta.
- Somministrare ossigeno.
- Informi immediatamente il medico.
- Preparare il paziente per l'imaging (scansione polmonare).

3. Sindrome di Lodge
- Riconoscimento:
- Dolore intenso e sproporzionato rispetto alla lesione.
- Tensione o gonfiore dell'arto.
- Paraestesia (sensazione di formicolio) o perdita di sensibilità.
- Discorso:
- Rimuova eventuali bendaggi a pressione.
- Sollevi l'arto.
- Informi immediatamente il chirurgo.

4. Infezione del sito chirurgico
- Riconoscimento:
- Arrossamento, calore, gonfiore crescente.
- Scarico purulento.
- Febbre.
- Discorso:
- Raccogliere i campioni per la coltura.
- Informi il chirurgo.
- Somministrare gli antibiotici come indicato.

5. Complicazioni neurovascolari
  - Riconoscimento:
  - Intorpidimento, debolezza o assenza di polso distale nel sito chirurgico.
  - Decolorazione bluastra o pallida dell'arto.
  - Discorso:
  - Valutare la circolazione, la sensibilità e la mobilità.
  - Informi immediatamente il chirurgo.

6. Rifiuto o allentamento della protesi
  - Riconoscimento:
  - Dolore improvviso.
  - Instabilità o incapacità di muovere l'articolazione.
  - Discorso:
  - Immobilizzare l'articolazione.
  - Informi il chirurgo.
  - Preparare il paziente per la diagnostica per immagini o l'intervento chirurgico.

I protocolli di emergenza sono progettati per fornire linee guida chiare e rapide per la gestione delle complicazioni che mettono a rischio la vita. La formazione regolare, le simulazioni e gli aggiornamenti dei protocolli sono essenziali per garantire che tutto il personale medico sia preparato a rispondere efficacemente in caso di emergenza.

Capitolo 11

IL RAPPORTO PAZIENTE-INFERMIERE

Comunicazione efficace con i pazienti

La comunicazione è un pilastro centrale nel campo medico. Per l'infermiere di chirurgia ortopedica, una comunicazione efficace con il paziente è essenziale per garantire un'assistenza adeguata, costruire un rapporto di fiducia e facilitare il recupero.

1. Ascolto attivo :
   - **Definizione**: l'ascolto attivo consiste nel prestare piena attenzione a ciò che il paziente dice, senza interruzioni, interpretando e comprendendo il suo messaggio.
   - **Importanza**: questo permette al paziente di sentirsi ascoltato e valorizzato, e aiuta l'infermiere a ottenere informazioni accurate.

2. Lingua adattata :
   - **Semplicità**: eviti il gergo medico quando non è necessario. Utilizzi parole semplici e chiare per spiegare le procedure o i trattamenti.
   - **Chiarezza**: assicurarsi che il paziente abbia capito, chiedendo di riformulare o facendo domande.

3. Empatia e compassione:
   - **Riconoscimento**: riconoscere e convalidare le emozioni e le preoccupazioni del paziente.
   - **Conforto**: offrire sostegno emotivo, soprattutto quando il paziente è ansioso o spaventato.

4. Onestà :
   - **Trasparenza**: informare i pazienti dei possibili rischi e benefici delle procedure. Non nascondere possibili complicazioni o errori.
   - **Consenso informato**: garantire che il paziente abbia tutte le informazioni necessarie per prendere una decisione informata.

5. Tecniche di interrogazione:
- **Domande aperte**: Incoraggiano una risposta dettagliata e offrono una visione più completa della situazione.
- **Domande chiuse**: Utili per ottenere informazioni specifiche e concise.

6. Feedback :
- **Conferma**: chiedere al paziente di ripetere le istruzioni per assicurarsi che abbia capito.
- **Chiarimenti**: se il paziente sembra confuso, chieda chiarimenti su ciò che non ha capito.

7. Comunicazione non verbale:
- **Postura**: adotti una postura aperta e rivolta verso il paziente. Eviti di incrociare le braccia o di stare troppo lontano dal paziente.
- **Contatto visivo**: mantenere il contatto visivo per mostrare interesse e impegno.
- **Gesti**: Utilizzi gesti appropriati per rafforzare o illustrare ciò che sta dicendo.

8. Riservatezza :
- Si assicuri sempre che le conversazioni con i pazienti avvengano in privato.
- Proteggere le informazioni mediche dei pazienti in conformità alle normative vigenti.

9. Gestire le emozioni :
- Se un paziente diventa emotivo o agitato, rimanga calmo, dia spazio al paziente e lo ascolti in modo empatico.

La comunicazione è molto più che semplici parole. È uno strumento essenziale per stabilire un rapporto solido con i pazienti, identificare le loro esigenze, alleviare le loro paure e garantire un livello di assistenza ottimale. Una comunicazione efficace va a vantaggio sia del paziente che dell'operatore sanitario.

Gestire le aspettative del paziente e le loro famiglie

La chirurgia ortopedica, come qualsiasi altro tipo di intervento, è spesso circondata da aspettative, speranze e preoccupazioni sia per il paziente che per la sua famiglia. Gestire queste aspettative in modo appropriato è fondamentale per garantire un'esperienza positiva e minimizzare il rischio di delusioni o conflitti.

1. Valutazione iniziale delle aspettative:
   - **Dialogo aperto**: avviare una conversazione franca con il paziente e la sua famiglia fin dall'inizio, per capire le loro aspettative e preoccupazioni.
   - **Fare domande**: Porre domande specifiche per chiarire ciò che il paziente spera e teme dalla procedura.

2. Educazione e informazione :
   - **Realtà mediche**: spiegare la procedura, i benefici attesi, i rischi potenziali e il processo di recupero in modo dettagliato e accessibile.
   - **Confronto**: mettere in relazione le aspettative del paziente con i risultati post-operatori tipici per dare una prospettiva realistica.

3. Coinvolgimento della famiglia:
   - **Incontri**: coinvolgere la famiglia negli appuntamenti pre-operatori per assicurarsi che comprenda il processo.
   - **Ruolo attivo**: riconoscere l'importanza del sostegno della famiglia nel recupero e incoraggiare la sua partecipazione attiva.

4. Gestione dell'incertezza :
- **Onestà**: non prometta un risultato che non può garantire. Sia onesto sui possibili rischi della transazione.
- **Trasparenza**: evitare di minimizzare i rischi. È importante condividere tutte le informazioni rilevanti, anche se possono destare preoccupazione.

5. Tenere conto delle emozioni:
- **Empatia**: riconoscere e convalidare i sentimenti del paziente e della sua famiglia. L'intervento chirurgico può essere fonte di stress, ansia o speranza.
- **Supporto**: fornire risorse come consulenza, gruppi di supporto o sessioni informative per aiutare a gestire queste emozioni.

6. Gestione post-operatoria:
- **Follow-up**: pianificare appuntamenti regolari dopo l'intervento per valutare i progressi del paziente e adeguare le aspettative di conseguenza.
- **Comunicazione costante**: Sia accessibile per rispondere a qualsiasi domanda o dubbio che possa sorgere dopo l'intervento.

7. Gestire le delusioni :
- **Riconoscimento**: se i risultati non soddisfano le aspettative, è essenziale ascoltare e riconoscere i sentimenti del paziente e della sua famiglia.
- **Azione**: suggerire soluzioni o trattamenti alternativi, se necessario.

8. Utilizzo di altri professionisti:
- Se necessario, si rivolga ad altri specialisti, come gli psicologi, per aiutare a gestire le aspettative irrealistiche o le grandi delusioni post-operatorie.

La gestione delle aspettative è un processo delicato che richiede una comunicazione trasparente, ascolto ed empatia. Questo è un aspetto essenziale del ruolo dell'infermiere di chirurgia ortopedica, che assicura che il paziente e la sua famiglia siano ben informati, supportati e fiduciosi nel percorso di cura.

L'importanza dell'empatia e compassione

La chirurgia ortopedica, nonostante la sua natura spesso tecnica e procedurale, rimane prima di tutto un intervento umano. La qualità dell'assistenza non si misura solo in base alle competenze tecniche dell'équipe medica, ma anche in base alla sua capacità di comprendere, sostenere e relazionarsi con il paziente. L'empatia e la compassione sono componenti fondamentali di questa interazione.

1. Comprendere l'empatia e la compassione:
   - Definizione:
   - **Empatia**: la capacità di comprendere e sentire ciò che sta vivendo un'altra persona, di mettersi al suo posto.
   - **Compassione**: un sentimento di profonda comprensione e desiderio di aiutare qualcuno che sta soffrendo.

2. Empatia e compassione di fronte al dolore:
   - **Riconoscere il dolore**: capire che ogni paziente sperimenta il dolore in modo diverso, anche se i sintomi o la diagnosi sono simili.
   - **Comunicazione**: incoraggiare i pazienti a parlare del loro dolore e delle loro preoccupazioni senza giudicare o minimizzare.

3. L'impatto sulla guarigione:
   - **Fiducia**: un paziente che si sente compreso e sostenuto è più propenso a fidarsi del suo team sanitario, il che è fondamentale per la cooperazione e la compliance al trattamento.
   - **Recupero emotivo**: l'empatia e la compassione possono aiutare a ridurre l'ansia e la depressione, che possono interferire con la guarigione fisica.

4. Superare gli stereotipi e i giudizi:
   - **Diversità dei pazienti**: Gli infermieri possono avere a che fare con pazienti di ogni estrazione sociale, con credenze, atteggiamenti e comportamenti diversi.
   - **Senza giudicare**: Compassione significa trattare ogni paziente come un individuo, indipendentemente dal suo background o dalle sue scelte di vita.

5. Sostenere le famiglie e i loro cari:
   - **Impatto più ampio**: l'intervento chirurgico non riguarda solo il paziente, ma anche le persone che lo circondano. Riconoscere il loro stress e le loro preoccupazioni è essenziale.
   - **Facilitare la comunicazione**: aiutare le famiglie a comprendere il processo chirurgico e il recupero può ridurre la loro ansia.

6. Protezione contro il burnout:
   - **Ricollegarsi al lato umano**: nonostante lo stress e i lunghi orari, ricordare il lato umano della medicina può essere una fonte di soddisfazione e di rigenerazione per gli infermieri.
   - **Rafforzare i legami**: L'empatia e la compassione possono anche rafforzare i legami tra i membri del team medico, favorendo un ambiente di lavoro positivo.

L'empatia e la compassione non sono solo virtù morali, ma sono essenziali per fornire cure di qualità. Nella chirurgia ortopedica, dove i pazienti possono affrontare dolore intenso, paura e incertezza, queste qualità assumono un'importanza ancora maggiore. Essendo tecnicamente competenti e profondamente umani, gli infermieri possono fare la differenza nel recupero del paziente.

Sostenere i pazienti nei loro momenti di vulnerabilità

Gli interventi chirurgici di qualsiasi tipo mettono i pazienti in una posizione molto vulnerabile. Questo è particolarmente vero per la chirurgia ortopedica, dove possono essere in gioco la mobilità, l'indipendenza e la qualità della vita. Sostenere questi pazienti nei loro momenti di vulnerabilità non è solo una procedura medica, ma comprende anche l'aspetto umano dell'assistenza.

1. Riconoscere la vulnerabilità:
   - Molteplici dimensioni della vulnerabilità:
   - **Fisico**: dolore, disabilità, dipendenza dall'assistenza.
   - **Emotivo**: paure, ansia, incertezza.
   - **Sociale**: isolamento, stigmatizzazione, cambiamenti nei ruoli familiari.

2. Stabilire un clima di fiducia:
   - **Comunicazione aperta**: incoraggiare i pazienti a esprimere i loro sentimenti, le loro preoccupazioni e le loro aspettative.
   - **Ascolto attivo**: mostrare ai pazienti che vengono ascoltati e che le loro preoccupazioni vengono prese in considerazione.

- **Trasparenza**: fornire informazioni chiare sulla procedura, sui rischi, sui benefici e sulle fasi di recupero.

3. Supporto emotivo:
   - **Convalida**: riconoscere e convalidare le emozioni del paziente, mostrandogli che i suoi sentimenti sono normali e comprensibili.
   - **Rassicurazione**: evidenziare gli aspetti positivi, i progressi e i risultati ottenuti.
   - **Rinvio a risorse psicologiche**: in alcuni casi, il supporto psicologico o la terapia possono essere utili.

4. Integrazione di famiglie e amici:
   - **Una presenza rassicurante**: La presenza di una persona cara può essere di immenso conforto per il paziente.
   - **Formazione**: istruire i familiari sull'assistenza di base, sui segnali da osservare e su come incoraggiare la mobilità e la riabilitazione.
   - **Comunicazione**: mantenere la famiglia informata sul processo di guarigione e sui passi successivi.

5. Preparazione alla dimissione e al ritorno a casa:
   - **Educazione**: fornire risorse e informazioni chiare sul recupero domestico.
   - **Coordinamento con altri professionisti**: fisioterapisti, assistenti sociali, ecc.
   - **Follow-up**: assicurare una transizione senza problemi con visite di follow-up, consultazioni telefoniche o telemedicina.

6. Incoraggiare l'autonomia:
   - **Dare valore ai progressi**: Festeggi ogni passo che compie, anche le piccole vittorie.
   - **Incoraggiare l'autocura**: incoraggiare i pazienti a prendere parte attiva alla loro guarigione, a fare

domande e a essere coinvolti nella loro stessa guarigione.

Un paziente vulnerabile è, in sostanza, un individuo che ha bisogno di ulteriore supporto. Come infermiere di chirurgia ortopedica, il ruolo non si limita alla tecnica e alla procedura, ma comprende anche la dimensione umana dell'assistenza. Riconoscere questa vulnerabilità e offrire il supporto necessario non solo promuove il recupero fisico, ma anche il benessere generale del paziente.

Capitolo 12

SICUREZZA
E
QUALITÀ
DELL'ASSISTENZA

Protocolli per prevenire le infezioni

Nella chirurgia ortopedica, le infezioni post-operatorie possono avere conseguenze gravi, soprattutto quando sono coinvolti impianti come protesi o viti. La prevenzione delle infezioni è quindi essenziale. Ecco una panoramica dei protocolli comunemente utilizzati per ridurre al minimo il rischio.

1. Valutazione preoperatoria:
   * **Anamnesi medica**: identificazione dei fattori di rischio come diabete, immunosoppressione o storia di infezioni.
   * **Screening**: esecuzione di test per rilevare infezioni latenti come lo stafilococco aureo.

2. Preparare il paziente:
   * **Profilassi antibiotica**: somministrazione di antibiotici prima dell'incisione chirurgica.
   * **Preparazione della pelle**: pulire l'area chirurgica con una soluzione antisettica. Spesso si preferisce la clorexidina alcolica.

3. Misurazioni intraoperatorie:
   * **Tecniche chirurgiche sterili**: garantire la massima sterilità degli strumenti e del campo operatorio.
   * **Limitare la durata dell'intervento**: un intervento più rapido riduce il rischio di infezione.
   * **Cambiare i guanti**: I chirurghi e il personale devono cambiare i guanti regolarmente e ogni volta che si sospetta una contaminazione.

4. Ambiente della sala operatoria:
   * **Sistemi di ventilazione**: utilizzi sistemi che filtrano i microrganismi dall'aria.
   * **Limitare il traffico**: ridurre il numero di persone che entrano ed escono dalla sala operatoria.

- **Formazione continua**: fornire una formazione regolare al team sulle migliori pratiche di prevenzione delle infezioni.

5. Assistenza post-operatoria:
- **Monitoraggio della ferita**: controllo regolare della ferita chirurgica per rilevare i primi segni di infezione.
- **Medicazioni sterili**: utilizzare medicazioni che proteggono dalla contaminazione.
- **Educazione del paziente**: informare il paziente sui segni dell'infezione e sulla necessità di rivolgersi rapidamente al medico.

6. Gestione delle apparecchiature:
- **Sterilizzazione**: sterilizzazione rigorosa di tutte le attrezzature chirurgiche.
- **Conservazione**: conservi gli strumenti sterilizzati in condizioni adeguate per evitare una successiva contaminazione.

7. Protocolli specifici per gli impianti:
- **Manipolazione degli impianti**: Non tocchi mai direttamente gli impianti e utilizzi strumenti sterili per maneggiarli.
- **Conservazione degli impianti** : Conservare in un ambiente sterile fino al momento dell'uso.

8. Follow-up a lungo termine:
- **Controlli regolari**: valutare il paziente a intervalli regolari per individuare eventuali segni di infezione, soprattutto se sono presenti impianti.
- **Educazione continua**: informare i pazienti dell'importanza di segnalare qualsiasi sintomo insolito, anche anni dopo l'intervento.

La prevenzione delle infezioni nella chirurgia ortopedica è essenziale per garantire il successo dell'operazione e la sicurezza del paziente. Richiede una combinazione di misure preoperatorie, intraoperatorie e postoperatorie, nonché una formazione continua del paziente e dell'équipe medica.

Gestione degli errori e reazioni

Tutte le discipline mediche sono soggette a errori, compresa la chirurgia ortopedica. L'importante è sapere come gestire questi errori, comprenderne le origini, minimizzare le conseguenze per il paziente e imparare da essi per il futuro.

1. Riconoscimento degli errori :
   - **Autovalutazione**: tutti gli operatori sanitari devono essere in grado di autovalutare il proprio lavoro e di riconoscere spontaneamente i propri errori.
   - **Feedback dei colleghi**: la cultura del feedback onesto tra colleghi, in uno spirito costruttivo, è essenziale.

2. Comunicazione :
   - **Con il paziente**: informare il paziente il prima possibile. Questo richiede empatia, trasparenza e onestà.
   - **Con il team**: condivida i dettagli dell'errore con il team per evitare che si ripeta.

3. Analisi degli errori:
   - **Indagine**: avviare un'indagine per capire le cause principali dell'errore.
   - **Discussione multidisciplinare**: organizzare riunioni di revisione della morbilità e della mortalità per discutere l'errore in team.

4. Gestire le conseguenze per il paziente:
- **Misure correttive**: a seconda della natura dell'errore, mettere in atto misure correttive, sia che si tratti di una nuova operazione chirurgica o di un trattamento adattato.
- **Supporto psicologico**: offrire al paziente un supporto psicologico, poiché un errore medico può avere conseguenze emotive importanti.

5. Misure preventive :
- **Formazione e istruzione**: implementare una formazione mirata per prevenire il tipo di errore che si è verificato.
- **Modifica dei protocolli**: adattare i protocolli clinici, se necessario.
- **Investimento tecnologico**: consideri l'investimento in tecnologie o attrezzature che potrebbero prevenire errori simili in futuro.

6. Supporto per il team medico:
- **Gestione dello stress**: riconoscere che gli errori medici possono avere un impatto psicologico sugli operatori sanitari. Offrire sessioni di debriefing o supporto psicologico.
- **Cultura della non punizione**: promuovere una cultura in cui gli errori sono visti come opportunità di apprendimento piuttosto che come errori da punire.

7. Risposte legali e amministrative:
- **Documentazione**: documentare l'errore, le misure adottate e i risultati in modo dettagliato.
- **Consulenza legale**: in caso di potenziali ripercussioni legali, consulti il prima possibile l'ufficio legale dell'istituzione o un avvocato specializzato.
- **Assicurazione**: informi la sua compagnia di assicurazione di responsabilità civile professionale.

La gestione degli errori medici è un aspetto cruciale della pratica medica. Richiede trasparenza, comunicazione, introspezione e azioni correttive. Promuovendo una cultura del miglioramento continuo, possiamo non solo ridurre al minimo gli errori futuri, ma anche aumentare la fiducia dei pazienti e del team medico.

Assicurare la continuità dell'assistenza

Continuità delle cure significa assistenza coordinata e ininterrotta durante il percorso di cura del paziente. È essenziale per garantire la sicurezza, l'efficienza e la qualità delle cure. Nella chirurgia ortopedica, la continuità dell'assistenza gioca un ruolo fondamentale dalla diagnosi iniziale fino alla riabilitazione post-operatoria.

1. La definizione di continuità delle cure:
   - **Continuità informativa**: garantire che tutte le informazioni necessarie siano accessibili in ogni fase del percorso di cura.
   - **Continuità relazionale**: mantenere un rapporto di fiducia stabile tra paziente e operatore sanitario.
   - **Continuità gestionale**: coordinamento efficace tra i vari attori della sanità.

2. Prima dell'operazione :
   - **Comunicazione con il medico curante**: Assicurarsi che le informazioni sull'anamnesi, le allergie, ecc. vengano trasmesse correttamente.
   - **Preparare il paziente**: fornire tutte le informazioni necessarie sull'intervento, sulla riabilitazione e sulle aspettative post-operatorie.

3. Durante il ricovero:
- **Cartella clinica**: aggiornare regolarmente la cartella clinica del paziente con tutti gli interventi, le osservazioni e i farmaci.
- **Coordinamento intraospedaliero**: garantire una buona comunicazione tra i vari reparti ospedalieri (radiologia, anestesia, riabilitazione).

4. Dopo l'operazione :
- **Istruzioni post-operatorie**: assicurarsi che il paziente e la sua famiglia ricevano istruzioni chiare per il periodo post-operatorio.
- **Follow-up post-operatorio**: organizzare consultazioni regolari per monitorare la guarigione e assicurarsi che il paziente stia facendo buoni progressi.

5. Riabilitazione e fisioterapia :
- **Coordinamento con i fisioterapisti**: Lavorare a stretto contatto con i professionisti della riabilitazione per garantire un recupero graduale ed efficace.
- **Valutazione regolare**: per monitorare i progressi del paziente e adattare il programma di riabilitazione, se necessario.

6. Collegamento con altri operatori sanitari:
- **GP**: Comunichi regolarmente con il medico di famiglia del paziente per tenerlo informato sui progressi.
- **Altri specialisti**: In caso di patologie associate, collabora con altri specialisti per garantire un'assistenza completa.

7. Affrontare l'imprevisto :
- **Emergenze post-operatorie**: stabilire un protocollo chiaro in caso di complicazioni che richiedono un intervento rapido.

- **Supporto psicologico**: offrire ai pazienti un sostegno psicologico se incontrano difficoltà durante il recupero.

8. Educazione continua del paziente:
   - **Autogestione**: educare i pazienti sull'importanza dell'autogestione della loro salute, compresa l'aderenza ai farmaci e l'esercizio fisico a casa.
   - **Prevenzione**: istruire il paziente sulle misure preventive per evitare lesioni o complicazioni future.

Garantire la continuità delle cure nella chirurgia ortopedica non è solo una necessità clinica, ma anche una questione di fiducia del paziente. Ciò richiede una comunicazione efficace, una collaborazione interdisciplinare e una costante educazione del paziente per garantire il miglior risultato possibile.

Audit e feedback
per migliorare la pratica

La chirurgia ortopedica, come tutte le discipline mediche, richiede un miglioramento continuo per garantire la qualità e la sicurezza delle cure. Gli audit e i feedback sono strumenti essenziali per identificare le aree di miglioramento, standardizzare le migliori prassi e aumentare la soddisfazione dei pazienti.

1. Definizione e importanza degli audit medici:
   - **Che cos'è un audit medico?** Una revisione sistematica e indipendente delle pratiche cliniche e dei risultati.
   - **Obiettivi dell'audit**: migliorare la qualità dell'assistenza, identificare le deviazioni dagli standard stabiliti e implementare le azioni correttive.

2. Tipi di audit nella chirurgia ortopedica:
- **Audit clinico**: revisione delle cartelle cliniche dei pazienti per valutare la conformità alle linee guida cliniche.
- **Audit delle procedure**: valutazione dei processi e dei protocolli standard per garantire che siano aggiornati e pertinenti.
- **Audit dei risultati**: analisi dei risultati degli interventi per valutarne l'efficacia e la sicurezza.

3. Raccolta di feedback:
- **Feedback dei pazienti**: Sondaggi di soddisfazione, interviste e focus group per capire le esperienze e le preoccupazioni dei pazienti.
- **Feedback da parte delle équipe mediche**: incontri regolari per discutere i casi complessi, i successi e le aree di miglioramento.

4. Analisi e interpretazione dei dati:
- **Identificare le tendenze**: utilizzare strumenti statistici per individuare anomalie o tendenze.
- **Confronto con gli standard nazionali/ internazionali**: valutare le prestazioni rispetto agli standard riconosciuti.

5. Implementazione dei miglioramenti:
- **Piano d'azione**: stabilire un piano chiaro per affrontare le aree identificate durante l'audit.
- **Formazione continua**: organizzare sessioni di formazione per il personale per aggiornare le loro conoscenze e competenze.
- **Revisione del protocollo**: modificare o aggiornare i protocolli in base ai risultati dell'audit.

6. Valutazione dei cambiamenti:
- **Monitoraggio dei miglioramenti**: valutazione dell'impatto dei cambiamenti implementati.

- **Re-audit**: effettuare audit periodici per garantire il mantenimento dei miglioramenti.

7. Comunicazione dei risultati:
- **Trasparenza**: condividere i risultati dell'audit con l'équipe medica, i pazienti e le altre parti interessate.
- **Collaborazione interdisciplinare**: lavorare con altre specialità per scambiare le migliori pratiche e le lezioni apprese.

Gli audit e i feedback sono essenziali per garantire una pratica clinica di alta qualità nella chirurgia ortopedica. Promuovono una cultura di miglioramento continuo, aumentano la fiducia del paziente e assicurano che l'assistenza fornita sia sicura ed efficace.

Capitolo 13

IL CONTESTO CULTURALE E INTERNAZIONALE

L'assistenza ortopedica in diversi contesti culturali

L'ortopedia, pur essendo radicata in solide basi scientifiche e mediche, non è immune da influenze culturali. In un mondo sempre più globalizzato, è essenziale comprendere le diverse prospettive culturali per offrire un'assistenza ottimale a tutti i pazienti, indipendentemente dalla loro origine o provenienza.

1. L'importanza della sensibilità culturale in ortopedia:
   - **Variabilità nelle aspettative dei pazienti**: Credenze, valori e atteggiamenti influenzano il modo in cui i pazienti percepiscono la loro malattia, le loro aspettative di assistenza e le loro interazioni con gli operatori sanitari.
   - **Etica medica**: rispettare il diritto di ogni paziente a ricevere un'assistenza dignitosa e adeguata, indipendentemente dalla sua cultura.

2. Diverse percezioni del dolore:
   - **Esprimere il dolore**: in alcune culture, mostrare apertamente il dolore può essere visto come un segno di debolezza, mentre in altre è un modo per esprimere sinceramente il disagio.
   - **Strategie di coping**: i rimedi tradizionali e gli approcci olistici possono essere preferiti in alcune culture.

3. Approcci tradizionali e alternativi:
   - **Medicina tradizionale**: in alcuni Paesi, le piante medicinali, i rimedi naturali o le terapie manuali possono essere preferiti prima di considerare l'intervento chirurgico.
   - **Rituale e spiritualità**: alcuni pazienti possono avere rituali o preghiere specifiche prima o dopo l'intervento.

4. Consenso informato :
- **Barriere linguistiche**: è fondamentale assicurarsi che il paziente comprenda la natura della procedura, i suoi benefici e i suoi rischi, nonostante le barriere linguistiche.
- **Decisioni collettive**: in alcune culture, le decisioni mediche vengono prese collettivamente dalla famiglia o dalla comunità, piuttosto che dal singolo individuo.

5. Adattamento dell'assistenza post-operatoria:
- **Dieta**: rispettare le restrizioni dietetiche culturali quando si prescrive una dieta post-operatoria.
- **Attività fisica**: prendere in considerazione le abitudini culturali relative all'esercizio fisico e alla mobilità.

6. Formazione e istruzione degli operatori sanitari:
- **Programmi di sensibilizzazione culturale**: le strutture sanitarie possono offrire una formazione per sensibilizzare il personale alla diversità culturale e migliorare la qualità dell'assistenza.
- **Collaborazione interprofessionale**: gli interpreti medici o gli assistenti sociali possono svolgere un ruolo chiave nel colmare il divario culturale.

L'assistenza ortopedica in contesti culturali diversi richiede un approccio sfumato ed empatico. Una maggiore sensibilità culturale non solo migliora la qualità dell'assistenza, ma crea anche fiducia e rispetto reciproco tra operatori sanitari e pazienti. In un mondo globalizzato, è imperativo abbracciare questa diversità per fornire un'assistenza veramente incentrata sul paziente.

Lavorare in zone di crisi o con risorse limitate

Praticare l'ortopedia in zone di crisi, come zone di guerra, regioni colpite da disastri naturali o aree in cui le risorse mediche sono limitate, presenta sfide uniche. Gli infermieri che si avventurano in questi contesti hanno bisogno non solo di una solida formazione, ma anche di adattabilità, di resilienza mentale e di una profonda vocazione umanitaria.

1. Contestualizzazione delle aree con risorse limitate:
   - **Definizione e sfide**: capire cosa significa lavorare in aree con infrastrutture mediche precarie.
   - **Cause delle crisi**: conflitti armati, disastri naturali, epidemie, povertà strutturale.

2. Sfide specifiche:
   - **Mancanza di materiali e attrezzature**: Operare con attrezzature limitate, spesso obsolete o inadeguate.
   - **Condizioni di lavoro difficili**: lavorare in tende mediche, ospedali di fortuna, senza elettricità stabile o accesso all'acqua potabile.
   - **Varietà di casi**: Traumi di guerra, infezioni, malattie che non sono state trattate per lungo tempo.

3. L'importanza della formazione e della preparazione:
   - **Formazione specifica**: prepararsi alle sfide chirurgiche uniche di queste regioni.
   - **Formazione sul primo soccorso e sulle emergenze**: le emergenze sono sempre più frequenti e la capacità di reagire rapidamente è fondamentale.
   - **Preparazione mentale ed emotiva**: affrontare lo stress, il trauma, la morte e la sofferenza.

4. Collaborazioni e partnership:
- **ONG e organizzazioni internazionali**: lavorare con organismi come Medici Senza Frontiere, la Croce Rossa, ecc.
- **Lavoro di squadra interdisciplinare**: collaborazione con altri professionisti della salute, logisti, traduttori, ecc.

5. Aspetti etici:
- **Consenso informato in situazioni di crisi**: come si può ottenere il consenso informato in situazioni di emergenza o quando i pazienti potrebbero non comprendere appieno la situazione?
- **Dare priorità alle cure**: in situazioni in cui le risorse sono limitate, come si decide chi trattare per primo?

6. Supporto psicologico :
- **Per i pazienti**: Fornire ai pazienti traumatizzati un supporto psicologico adeguato.
- **Per il personale**: riconoscere il rischio di burnout e di trauma vicario e fornire supporto psicologico al team.

7. L'importanza dell'adattabilità:
- **Innovazione sul campo**: trovare soluzioni creative alla carenza di risorse.
- **Flessibilità**: adattare i protocolli standard per soddisfare i requisiti sul campo.

Lavorare in ortopedia in aree di crisi o con risorse limitate richiede molto di più delle competenze mediche. È una missione che richiede un impegno profondo, una capacità di adattamento e un desiderio sincero di aiutare chi ne ha più bisogno. Queste esperienze possono essere tra le più gratificanti, ma anche le più impegnative per un professionista sanitario.

Le sfide della chirurgia ortopedica nei Paesi in via di sviluppo

La chirurgia ortopedica, specializzata nella diagnosi, nel trattamento, nella riabilitazione e nella prevenzione delle malattie e delle lesioni del sistema muscolo-scheletrico, svolge un ruolo cruciale nel migliorare la qualità della vita dei pazienti. Tuttavia, nei Paesi in via di sviluppo, l'erogazione di cure ortopediche di qualità è ostacolata da una serie di sfide.

1. Infrastruttura medica limitata:
   - **Mancanza di ospedali e cliniche**: basso numero di strutture dedicate all'ortopedia.
   - **Attrezzature obsolete o inadeguate**: Radiografie, risonanze magnetiche e sale operatorie adattate sono spesso rare o non funzionanti.

2. Mancanza di personale qualificato:
   - **Carenza di chirurghi ortopedici**: Numero insufficiente di professionisti formati.
   - **Mancanza di formazione continua**: difficoltà di accesso alla formazione avanzata e alle specializzazioni.
   - **Carenza di personale paramedico**: infermieri, fisioterapisti, tecnici di radiologia, ecc.

3. Questioni economiche:
   - **Costo elevato delle procedure**: Per molti pazienti, anche le procedure di base sono inaccessibili.
   - **Finanziamento della salute**: sistemi sanitari sottofinanziati, mancanza di assicurazione o sistemi assicurativi inefficienti.

4. Accesso limitato alle cure:
- **Lontananza geografica**: in molti Paesi, le strutture sono concentrate nelle aree urbane, lasciando le popolazioni rurali senza accesso.
- **Mancanza di informazioni**: i pazienti non sono sempre consapevoli delle opzioni terapeutiche disponibili.

5. Alto carico di traumi:
- **Incidenti stradali**: in molti Paesi in via di sviluppo, il tasso di incidenti stradali è elevato.
- **Conflitti e violenze**: le aree colpite da conflitti armati o violenze hanno un maggior bisogno di cure ortopediche.

6. Questioni culturali e tradizionali:
- **Riluttanza a** sottoporsi a un **intervento chirurgico**: in alcune culture, c'è una reticenza o diffidenza nei confronti delle procedure chirurgiche.
- **Medicina tradizionale**: alcuni pazienti possono preferire i rimedi tradizionali alle cure mediche moderne.

7. Riabilitazione e questioni post-operatorie:
- **Mancanza di centri di riabilitazione**: i pazienti che hanno subito un intervento chirurgico hanno spesso bisogno di riabilitazione per recuperare la funzionalità ottimale.
- **Follow-up post-operatorio**: difficoltà a garantire un follow-up regolare a causa della distanza o della mancanza di risorse.

8. Ricerca e sviluppo :
- **Mancanza di iniziative di ricerca**: pochi studi vengono condotti a livello locale per comprendere le esigenze specifiche della popolazione.

- **Accesso limitato alle innovazioni**: I progressi tecnologici e metodologici sono spesso lenti a raggiungere queste regioni.

Le sfide della chirurgia ortopedica nei Paesi in via di sviluppo sono molteplici, dalle risorse limitate alle questioni culturali. Per migliorare l'accesso alle cure ortopediche di qualità in queste regioni, è necessario un approccio multidimensionale, che coinvolga la formazione, i finanziamenti, le infrastrutture e l'educazione dei pazienti.

Collaborazioni e il commercio internazionale

La medicina, e la chirurgia ortopedica in particolare, non conosce confini. Con la crescente interdipendenza dei sistemi sanitari globali e la necessità di affrontare sfide simili, la collaborazione e lo scambio internazionali svolgono un ruolo essenziale. Queste iniziative portano una moltitudine di benefici sia ai Paesi sviluppati che a quelli in via di sviluppo.

1. Scambio di conoscenze e competenze:
   - **Formazione e workshop**: i chirurghi esperti dei Paesi sviluppati possono organizzare sessioni di formazione nei Paesi in via di sviluppo, offrendo un trasferimento diretto di competenze.
   - **Seminari e conferenze**: consentono ai professionisti di condividere le loro scoperte, i progressi tecnologici e le migliori pratiche.

2. Fornitura di attrezzature e risorse:
   - **Donazioni di attrezzature**: Molti ospedali dei Paesi sviluppati donano attrezzature mediche in eccedenza o sostituite alle cliniche delle regioni meno privilegiate.

- **Partenariati pubblico-privato**: alcuni produttori di apparecchiature mediche offrono sconti o donazioni per sostenere le iniziative sanitarie nei Paesi in via di sviluppo.

3. Iniziative di ricerca congiunte:
   - **Studi multicentrici**: le collaborazioni internazionali consentono di condurre ricerche su larga scala che coinvolgono popolazioni diverse, offrendo una prospettiva più ampia.
   - **Condivisione dei dati** : La condivisione di database tra Paesi può aiutare a comprendere le tendenze globali e le migliori pratiche.

4. Mobilità professionale :
   - **Programmi di tirocinio e di specializzazione**: i chirurghi ortopedici in formazione possono trarre vantaggio dall'immersione in un altro Paese, acquisendo un'esperienza preziosa.
   - **Visite professionali**: chirurghi esperti possono visitare altri Paesi per eseguire interventi chirurgici complessi, offrendo il duplice vantaggio di curare i pazienti e formare i chirurghi locali.

5. Sviluppo di protocolli e standard universali:
   - **Standard di cura**: la collaborazione può portare alla creazione di protocolli di trattamento universalmente accettati.
   - **Certificazione e accreditamento**: Gli organismi internazionali possono collaborare per sviluppare standard uniformi per la certificazione dei professionisti e l'accreditamento degli stabilimenti.

6. Risposta ai disastri e alle emergenze:
   - **Team di risposta rapida**: in caso di disastri naturali o conflitti armati, i team internazionali possono essere inviati per fornire cure ortopediche di emergenza.

7. Rafforzare i sistemi sanitari :
- **Consulenze e audit**: gli esperti internazionali possono consigliare i Paesi in via di sviluppo su come migliorare le loro infrastrutture di assistenza ortopedica.

La collaborazione e lo scambio internazionale in chirurgia ortopedica non solo incoraggiano il trasferimento di conoscenze e competenze, ma rafforzano anche i sistemi sanitari, promuovendo un'assistenza di migliore qualità in tutto il mondo. Queste iniziative incarnano l'ideale di una medicina globale in cui ogni individuo, indipendentemente dal luogo in cui vive, ha accesso a cure ortopediche di alta qualità.

Capitolo 14

RISORSE
E
SUPPORTO

Associazioni e organizzazioni professionali

Il coinvolgimento in un'associazione o organizzazione professionale è essenziale per qualsiasi professionista sanitario, compresi gli infermieri di chirurgia ortopedica. Queste organizzazioni svolgono un ruolo importante nel definire gli standard della professione, nel promuovere la ricerca, nel fornire una formazione continua e nel sostenere i membri.

1. Presentazione generale :
Le associazioni professionali riuniscono persone che condividono gli stessi interessi professionali. Possono essere nazionali, regionali o internazionali.

2. Obiettivi principali delle associazioni:
   - **Rappresentanza professionale**: difendere gli interessi della professione nei rapporti con gli enti governativi, le istituzioni sanitarie e il pubblico in generale.
   - **Formazione continua**: organizzazione di workshop, seminari e conferenze per mantenere i membri aggiornati sugli ultimi sviluppi.
   - **Pubblicare riviste**: diffondere ricerche, casi di studio e articoli di riviste per incoraggiare l'apprendimento e l'innovazione.
   - **Networking**: offrire opportunità di incontro tra pari, scambio di idee e creazione di collaborazioni.

3. Esempi di associazioni e organizzazioni:
   - **L'Accademia Americana dei Chirurghi Ortopedici (AAOS)**: un'importante organizzazione dedicata al miglioramento della qualità delle cure ortopediche.

- **L'Associazione Internazionale di Ricerca Ortopedica (ISOR)**: si concentra sulla promozione della ricerca ortopedica a livello mondiale.
- Société française de chirurgie orthopédique et traumatologique (SOFCOT): rappresenta i chirurghi ortopedici in Francia.
- **Orthopaedic Nurses Certification Board (ONCB)**: organizzazione che certifica gli infermieri ortopedici per riconoscere la loro competenza specialistica.

4. Iscrizione e vantaggi:
- **Certificazione e accreditamento**: alcune associazioni offrono programmi di certificazione che riconoscono l'esperienza in un settore specializzato.
- **Risorse educative**: accesso a libri di testo, riviste e moduli di formazione online.
- **Opportunità di leadership**: possibilità di far parte di comitati, presentare ricerche a conferenze o partecipare a gruppi di lavoro.
- **Sconti** : I soci possono beneficiare di tariffe ridotte per conferenze, workshop e pubblicazioni.

5. Coinvolgimento nella comunità professionale:
- **Partecipazione attiva**: partecipare alle riunioni, contribuire ai comitati e prendere parte alle iniziative dell'associazione.
- **Promuovere le migliori pratiche**: collaborare con altri membri per stabilire e diffondere standard di assistenza di alta qualità.
- **Mentoring**: I professionisti esperti possono offrire consigli e supporto ai nuovi membri o a coloro che desiderano specializzarsi ulteriormente.

Le associazioni e le organizzazioni professionali di chirurgia ortopedica sono i pilastri della professione. Forniscono risorse preziose, promuovono l'eccellenza e offrono una comunità di supporto per i professionisti in tutte le fasi della loro carriera. Partecipando attivamente a queste organizzazioni, gli infermieri di chirurgia ortopedica possono migliorare la loro pratica, ampliare i loro orizzonti professionali e contribuire al progresso generale del loro settore.

Riviste e pubblicazioni chiave nella

La chirurgia ortopedica è un campo in costante evoluzione, alimentato da nuove ricerche e innovazioni tecnologiche. Per rimanere aggiornati, i professionisti si rivolgono spesso a riviste specializzate che presentano studi all'avanguardia, recensioni e analisi di esperti. Ecco un elenco non esaustivo delle principali riviste e pubblicazioni di chirurgia ortopedica:

1 Il Giornale di chirurgia ossea e articolare (JBJS)
- **Descrizione**: Questa è una delle più antiche e rispettate riviste di ortopedia.
- **Argomenti**: ricerca clinica, revisioni sistematiche, studi di casi, discussioni cliniche.
2. "Il Journal of Orthopaedic Research.
- **Descrizione** : Una rassegna incentrata sui progressi biologici, clinici e biomeccanici della ricerca ortopedica.
- **Soggetti**: Biomeccanica, ingegneria dei tessuti, osteobiologia.
3. "Ortopedia clinica e ricerca correlata (CORR)
- **Descrizione**: Pubblica articoli di ricerca su tutti gli aspetti della chirurgia ortopedica.
- **Materie**: Chirurgia dello sport, traumatologia, chirurgia spinale, oncologia ortopedica.
4. "La colonna vertebrale
- **Descrizione**: si concentra sulla ricerca relativa alla colonna vertebrale.

- **Soggetti**: Patologia spinale, tecniche chirurgiche, fisioterapia.

5. "Il Giornale Americano di Medicina dello Sport
   - **Descrizione**: Una rassegna incentrata sulle lesioni sportive e sul loro trattamento.
   - **Soggetti**: legamentoplastica, artroscopia, medicina sportiva.

6. "Cliniche ortopediche del Nord America".
   - **Descrizione**: Ogni numero si concentra su un argomento specifico dell'ortopedia, offrendo una profondità di analisi.
   - **Argomenti**: una vasta gamma di temi, dalle fratture pelviche alle protesi di ginocchio.

7. "Piede e caviglia internazionale
   - **Descrizione: Si** concentra sulla ricerca e sulle tecniche chirurgiche relative al piede e alla caviglia.
   - **Soggetti**: Traumatologia, malattie degenerative, chirurgia ricostruttiva.

8. "Journal of Pediatric Orthopaedics".
   - **Descrizione**: Dedicato ai disturbi muscoloscheletrici nei bambini.
   - **Soggetti**: Scoliosi, piede torto, displasia.

9. "Giornale di Chirurgia della Mano
   - **Descrizione**: si concentra sulle condizioni e sui trattamenti della mano e del polso.
   - **Argomenti**: microchirurgia, chirurgia ricostruttiva, traumatologia della mano.

10. Pubblicazioni delle associazioni di categoria
    - **Descrizione: Le** principali associazioni come l'AAOS (American Academy of Orthopaedic Surgeons) e la SOFCOT (Société française de chirurgie orthopédique et traumatologique) pubblicano regolarmente riviste, manuali e newsletter per i loro membri.

La lettura regolare di riviste specializzate è essenziale per qualsiasi professionista della chirurgia ortopedica. Non solo queste pubblicazioni forniscono informazioni sulle ultime ricerche e sui progressi clinici, ma contribuiscono anche alla definizione degli standard di cura e alla formazione continua dei professionisti del settore.

Sebbene il mondo francofono copra una porzione minore del panorama accademico rispetto a quello anglofono, ha comunque una ricca serie di pubblicazioni dedicate all'ortopedia. Ecco un elenco delle principali riviste e pubblicazioni in lingua francese sulla chirurgia ortopedica:

1 "Revue de Chirurgie Orthopédique et Traumatologique (RCOT)".
- **Descrizione : Pubblicazione** ufficiale della Société Française de Chirurgie Orthopédique et Traumatologique (SOFCOT), è un riferimento essenziale per i professionisti di lingua francese.
- **Argomenti**: studi clinici, relazioni di casi, progressi tecnologici, discussioni su temi specifici.

2. "Journal de Traumatologie du Sport" (Giornale di Traumatologia dello Sport)
- **Descrizione**: Questa rivista si concentra sulle lesioni legate allo sport e sul loro trattamento.
- **Soggetti**: lesioni sportive, riabilitazione, prevenzione, chirurgia sportiva.

3. "Ortopedia e Traumatologia: Chirurgia e Ricerca (OTSR)".
- **Descrizione** : Una rivista leader in lingua francese che copre tutti gli aspetti dell'ortopedia e della traumatologia.
- **Soggetti**: chirurgia dell'anca, del ginocchio e della spalla, artroplastica, traumatologia.

4. "Annales de Chirurgie de la Main et du Membre Supérieur".
- **Descrizione: Si** concentra sulle patologie e sui trattamenti della mano e dell'arto superiore.

- **Argomenti**: tecniche chirurgiche, traumi, microchirurgia, riabilitazione.
5. "Medicina dello sport
    - **Descrizione: si** concentra sulle varie sfaccettature della medicina sportiva, comprese le procedure ortopediche.
    - **Argomenti**: prevenzione degli infortuni, tecniche chirurgiche, riabilitazione, alimentazione.
6. Pubblicazioni dell'Associazione Francese di Chirurgia del Piede (AFCP)
    - **Descrizione**: Questa associazione offre lavori e articoli relativi alla chirurgia del piede.
    - **Soggetti**: patologie del piede, tecniche chirurgiche, ortesi.
7. "Artroscopia
    - **Descrizione : Una** rivista dedicata alle tecniche e alle innovazioni artroscopiche.
    - **Soggetti**: procedure mininvasive, chirurgia sportiva, studi comparativi.
8. "La newsletter del reumatologo
    - **Descrizione**: Sebbene si concentri principalmente sulla reumatologia, tratta regolarmente patologie che possono richiedere un intervento chirurgico ortopedico.
    - **Soggetti**: osteoartrite, patologie infiammatorie, indicazioni chirurgiche.
9. Pubblicazioni della Società di artroscopia di lingua francese (SFA)
    - **Descrizione**: Organizzazione dedicata alla promozione dell'artroscopia, offre diverse pubblicazioni sull'argomento.
    - **Soggetti**: Tecniche artroscopiche, innovazioni, formazione.
10. Atti e pubblicazioni di conferenze e simposi
    - **Descrizione** : Diversi eventi accademici francofoni dedicati all'ortopedia producono atti e riassunti dei lavori presentati.

La letteratura ortopedica in lingua francese è ricca e diversificata e offre ai professionisti risorse preziose per aggiornare le loro conoscenze e comprendere i recenti progressi nel campo. Le riviste sopra elencate rappresentano alcune delle risorse disponibili, ed è consigliabile rimanere in contatto con le associazioni e le società professionali per accedere a pubblicazioni più rilevanti.

Reti di supporto per i professionisti

Gli operatori sanitari, in particolare quelli che lavorano in specialità impegnative come la chirurgia ortopedica, possono affrontare sfide come lo stress, il burnout e la necessità costante di aggiornare le proprie conoscenze. Le reti di supporto sono quindi essenziali. Ecco una panoramica dei tipi di reti disponibili:

1. Associazioni professionali :
    - *Descrizione*: Spesso offrono risorse educative, opportunità di networking e forum di discussione.
    - Società francese di chirurgia ortopedica e traumatologica (SOFCOT)
    - Associazione francese dei chirurghi del piede (AFCP)
    - Società di artroscopia di lingua francese (SFA)

2. Gruppi di supervisione clinica:
    - *Descrizione*: Questi gruppi consentono ai professionisti di discutere di casi difficili, condividere esperienze e ottenere consigli.

3. Gruppi di sostegno per la salute mentale:
    - *Descrizione*: Gruppi incentrati sulla gestione dello stress, dell'ansia e del burnout.

4. Piattaforme e forum online:
   - *Descrizione: I* siti web e i forum specializzati consentono ai professionisti di scambiare consigli, porre domande e condividere esperienze.
   - OrthoNet: Forum dedicato ai chirurghi ortopedici di lingua francese.
   - OrthoEvidence: database di prove ortopediche di alta qualità.

5. Programmi di mentoring:
   - *Descrizione: i* professionisti più esperti accompagnano i nuovi arrivati, guidandoli attraverso le sottigliezze e le sfide dell'attività.

6. Formazione e conferenze:
   - *Descrizione:* Offerti da istituzioni o associazioni, questi eventi offrono l'opportunità di aggiornare le conoscenze e di fare rete.
   - Conferenza annuale SOFCOT
   - Seminari SFA

7. Gruppi di ricerca e innovazione :
   - *Descrizione: La* collaborazione a progetti di ricerca o di innovazione può offrire un supporto intellettuale e professionale.

8. Servizi di supporto psicologico :
   - *Descrizione:* Molti ospedali e cliniche offrono servizi di supporto psicologico per i loro dipendenti, riconoscendo le sfide emotive del luogo di lavoro.

9. Gruppi di interesse speciale:
   - *Descrizione*: ad esempio, gruppi dedicati all'artroplastica, alla chirurgia sportiva o alla traumatologia.

Il mondo della chirurgia ortopedica è complesso e impegnativo, ma esistono molte reti e risorse per sostenere i professionisti durante la loro carriera. Queste reti offrono non solo un supporto tecnico ed educativo, ma anche un supporto emotivo, aiutando i chirurghi a superare le sfide professionali e personali.

Seminari, conferenze e formazione continua

La chirurgia ortopedica è un campo in costante evoluzione. Per rimanere ai vertici della loro professione, i chirurghi ortopedici e i professionisti alleati devono impegnarsi in una formazione continua, che li mantenga aggiornati sulle ultime tecniche, tecnologie e ricerche. Ecco uno sguardo a come possono farlo:

1. Seminari:
   - *Descrizione*: I seminari sono spesso di dimensioni più ridotte rispetto alle conferenze e si concentrano su argomenti specifici.
     - Ecco alcuni esempi:
     - Seminario sulla chirurgia minimamente invasiva
     - Seminario sui progressi dell'artroscopia

2. Conferenze nazionali e internazionali:
   - *Descrizione*: Grandi incontri che riuniscono esperti di tutto il mondo per condividere conoscenze e scoperte.
     - Ecco alcuni esempi:
     - Conferenza annuale della Società Francese di Chirurgia Ortopedica e Traumatologia (SOFCOT)
     - Giornate francesi dell'anca e del ginocchio

- Simposio internazionale sull'artroplastica

3. Formazione continua:
    - *Descrizione*: Corsi organizzati per aiutare i professionisti a migliorare le loro competenze o ad acquisirne di nuove.
        - Tipi:
        - Workshop pratici su tecniche specifiche
        - Corso sulle nuove tecnologie in chirurgia ortopedica
        - Formazione sulla gestione del dolore postoperatorio

4. Workshop:
    - *Descrizione*: workshop pratici che permettono ai partecipanti di esercitarsi sotto la supervisione di esperti.
        - Ecco alcuni esempi:
        - Workshop sulla navigazione assistita dal computer in chirurgia
        - Workshop sul montaggio esterno

5. Corsi online e webinar:
    - *Descrizione*: offre flessibilità a coloro che non possono partecipare di persona. Spesso trattano temi di attualità.
        - Ecco alcuni esempi:
        - Webinar sulla gestione delle fratture del collo del femore
        - Corso online sulla riabilitazione dopo l'intervento al legamento crociato

6. Programmi di certificazione:
    - *Descrizione*: alcune organizzazioni offrono programmi di certificazione per convalidare le competenze in aree specialistiche.
        - Ecco alcuni esempi:

- Certificazione in chirurgia sportiva
- Certificazione in chirurgia della mano

L'impegno nella formazione continua è essenziale per qualsiasi professionista della chirurgia ortopedica che desideri offrire la migliore assistenza possibile ai propri pazienti. Con una moltitudine di opzioni disponibili, dalle conferenze internazionali ai corsi online, non è mai stato così conveniente rimanere all'avanguardia della specialità.

CONCLUSIONE

L'impatto dell'infermiera in chirurgia ortopedica sull'assistenza al paziente

Gli infermieri di chirurgia ortopedica svolgono un ruolo centrale nel processo di cura del paziente, dalla preparazione preoperatoria alla riabilitazione post-operatoria. La loro competenza specifica, l'attenzione e la capacità di collaborare con un team multidisciplinare hanno un impatto diretto e significativo sul benessere e sul recupero dei pazienti. L'impatto di questi professionisti della salute è descritto in dettaglio qui di seguito:

1. Valutazione preoperatoria:
   - Gli infermieri valutano le condizioni generali del paziente, identificano eventuali co-morbilità e preparano il paziente all'operazione. Questa fase è fondamentale per ridurre al minimo i rischi durante l'operazione.

2. Educazione del paziente:
   - Prima e dopo l'intervento, l'infermiera informa il paziente sulla procedura, sulle aspettative, sulle possibili complicazioni e sul processo di recupero. Questa istruzione aumenta la fiducia del paziente e riduce l'ansia.

3. Gestione del dolore:
   - L'infermiere è spesso il primo a identificare e gestire il dolore postoperatorio. Una gestione efficace del dolore può accelerare il recupero e migliorare il comfort del paziente.

4. Monitoraggio post-operatorio:
   - Gli infermieri sono in prima linea, monitorando i segni vitali e le potenziali complicazioni e assicurando una transizione fluida dalla sala operatoria alla sala di recupero o alla camera da letto.

5. Riabilitazione:
- L'infermiere guida e sostiene il paziente nelle prime fasi della riabilitazione, che può avere un enorme impatto sulla velocità e sull'efficacia del recupero.

6. Comunicazione:
- In quanto collegamento essenziale tra il chirurgo, l'équipe medica e il paziente, l'infermiere facilita una comunicazione chiara ed efficace, assicurando che il paziente sia informato, rassicurato e assistito in ogni fase.

7. Assistenza psicologica:
- Riconoscere e rispondere alle esigenze emotive dei pazienti è un aspetto chiave del ruolo dell'infermiere. Il supporto emotivo può migliorare la resilienza del paziente e l'aderenza al trattamento.

8. Prevenire le complicazioni:
- Gli infermieri sono formati per identificare i primi segni di complicazioni come infezioni, trombosi o emorragie. L'intervento precoce può prevenire conseguenze gravi.

9. Coordinamento delle cure:
- Gli infermieri spesso coordinano l'assistenza con altri professionisti sanitari (fisioterapisti, terapisti occupazionali, assistenti sociali), garantendo un approccio olistico al recupero.

L'impatto degli infermieri nella chirurgia ortopedica è profondo e sfaccettato. Al di là delle loro competenze tecniche, è la loro capacità di fornire un'assistenza incentrata sul paziente, di comunicare in modo efficace e di lavorare in team che fa la differenza nell'assistenza ai pazienti. Sono davvero al centro dell'assistenza ortopedica, garantendo la sicurezza, il comfort e il benessere dei pazienti in ogni fase.

Visione per il futuro

Con l'evoluzione della medicina, il ruolo dell'infermiere di chirurgia ortopedica è destinato ad adattarsi e a cambiare. Ecco una visione lungimirante del futuro di questa specialità:

1. Maggiore integrazione tecnologica:
   - Con l'emergere della robotica e dell'intelligenza artificiale, gli infermieri saranno formati per lavorare con queste tecnologie avanzate, garantendo ai pazienti procedure più precise e meno invasive.

2. Formazione specialistica potenziata:
   - I programmi di formazione porranno maggiore enfasi sulla chirurgia assistita da computer, sulla telemedicina e su altre competenze avanzate per preparare gli infermieri alle sfide di domani.

3. Telemedicina e assistenza a distanza:
   - Gli infermieri svolgeranno un ruolo centrale nel monitoraggio remoto dei pazienti, utilizzando piattaforme di telemedicina per monitorare il recupero e gestire l'assistenza post-operatoria.

4. Un approccio più olistico:
   - L'assistenza ai pazienti si baserà su un approccio integrativo, che combina cure fisiche, benessere mentale e supporto emotivo per garantire il pieno recupero.

5. Collaborazione interdisciplinare potenziata:
   - I team medici diventeranno ancora più collaborativi, riunendo chirurghi, infermieri, fisioterapisti, terapisti occupazionali e persino esperti di salute mentale per offrire un'assistenza completa.

6. Ricerca infermieristica:
* Riconoscendo il valore unico delle prospettive infermieristiche, più ricerca sarà condotta da infermieri, apportando innovazioni basate sulla loro esperienza diretta con i pazienti.

7. Promozione della salute e prevenzione:
* Gli infermieri saranno sempre più coinvolti in programmi di sensibilizzazione sulla salute muscoloscheletrica, educando il pubblico alla prevenzione degli infortuni e alla promozione della salute.

8. Adattabilità alle crisi:
* In seguito a situazioni come la pandemia COVID-19, gli infermieri saranno formati per essere più resilienti e adattivi di fronte alle crisi, garantendo la continuità dell'assistenza in condizioni difficili.

La visione del futuro della chirurgia ortopedica e del ruolo dell'infermiere è quella di una maggiore collaborazione tra le persone e la tecnologia, di una maggiore formazione e di un approccio più centrato sul paziente. Mentre il panorama medico continua ad evolversi, l'infermiere di chirurgia ortopedica rimarrà in prima linea, combinando le competenze tradizionali con le nuove conoscenze, sempre con il benessere del paziente come preoccupazione principale.